ABAIXO O REGIME!

Dr. Alfredo Halpern
Monica Beyruti
Ana Paola Monegaglia Vidigal

ABAIXO O REGIME!

BestSeller

CIP-BRASIL. CATALOGAÇÃO-NA-FONTE
SINDICATO NACIONAL DOS EDITORES DE LIVROS, RJ

H184a

Halpern, Alfredo, 1941-
Abaixo o regime / Alfredo Halpern. - Rio de Janeiro: BestSeller, 2008.

ISBN 978-85-7684-234-7

1. Emagrecimento. 2. Hábitos alimentares. 3. Hábitos de saúde.
4. Qualidade de vida. I. Título.

08-0297. CDD: 613.25
CDU: 613.24

Capa: Sense Design
Diagramação: ô de casa

Direitos exclusivos de publicação em língua portuguesa
para o Brasil adquiridos pela
EDITORA BEST SELLER LTDA.
Rua Argentina, 171, parte, São Cristóvão
Rio de Janeiro, RJ – 20921-380

Impresso no Brasil

ISBN 978-85-7684-234-7

SUMÁRIO

Introdução 7

Capítulo 1: **Por que regimes não funcionam?** 9

Capítulo 2: **As dietas da moda** 15

Capítulo 3: **O princípio do sistema de pontos** 27

Capítulo 4: **Comer bem e ficar bem** 33

Capítulo 5: **Individualizando os pontos para você!** 43

Fase 1 – Emagrecimento 45

Fase 2 – Manutenção 52

Capítulo 6: **Refeições com 115 pontos** 57

Capítulo 7: **Refeições com 150 pontos** 75

Capítulo 8: **Receitas práticas** 93

Capítulo 9: **Tabelas de pontos** 121

INTRODUÇÃO

Abaixo o regime!

"Regimes" não funcionam!

Mas como?, pergunta o leitor. Para emagrecer não é necessário "fazer regime"? A resposta é não! Para emagrecer – e, mais importante, para manter o novo peso "magro" – é importante, sim, saber se controlar.

Mas "fazer regime", não. Regimes são cruéis e temporários. Cruéis porque, em geral, são inodoros e insípidos e tiram o prazer de comer (e comer é tão bom!). Regimes são temporários porque ninguém consegue "ficar de regime" a vida inteira. Conclusão: "fazer regime" pode fazer emagrecer, mas de modo algum ensina a manter o peso atingido. Resultado: reganho de peso, efeito iô-iô ou, como alguns preferem, efeito sanfona.

Não importa o termo, mas a conseqüência inevitável do "regime" é, quando se perde peso, ganhá-lo, muitas vezes, com juros e correção monetária.

Sendo assim, abaixo os regimes e vivas a um sistema que permita comer bem, com prazer, emagrecer e manter o novo peso.

O que eu – com uma experiência de mais de 35 anos lidando com pessoas com excesso de peso – e minhas queridas nutricionistas, Mônica Beyruti e Ana Paola Monegaglia, que trabalham comigo há muitos anos, e que tiveram a colaboração da minha nutricionista, Renata

Bressa Pepe, pretendemos ao lançar este novo livro é exatamente isto: ensinar às pessoas como adquirir e manter um peso saudável e ao mesmo tempo usufruir de um dos pilares da boa qualidade de vida que é poder comer com satisfação e sem culpa.

Siga nossas instruções e, sem mágicas ou ilusionismos, sem milagres ou promessas baseadas em argumentos destituídos de qualquer bom senso, você, com certeza, emagrecerá, se assim for necessário, ou manterá seu peso, se assim for desejável. Comendo bem, de tudo, e aproveitando um dos maiores prazeres da vida.

Venha conosco e abaixo os "regimes".

Alfredo Halpern

Capítulo 1

POR QUE REGIMES NÃO FUNCIONAM?

Desde que manter um corpo esbelto tornou-se uma preocupação de toda a humanidade, surgiram sugestões de dietas – ou regimes – que prometem fazer emagrecer. Afirmo, com convicção, que a esmagadora maioria delas é desprovida de qualquer fundamento científico e leva a resultados frustrantes em longo prazo.

Para emagrecer é absolutamente fundamental que se coma (sob a forma de alimentos) menos calorias – que é como se chamam os estoques de energia que esses alimentos fornecem – do que as calorias gastas pelo organismo.

Por que nosso organismo tem que gastar calorias?

Porque ele está trabalhando 24 horas por dia. Mesmo dormindo, nosso coração recebe sangue e bombeia sangue, nossos pulmões se insuflam e se desinsuflam, nossos rins filtram sangue, nosso fígado trabalha incessantemente etc.

Acordados, então, nosso gasto de energia é bem maior. Basta lembrar que nossos músculos passam a trabalhar mais, mesmo sem praticarmos uma atividade física intensa. Seria possível dar muito mais exemplos de razões pelas quais nosso organismo trabalha, mas o ponto básico é que necessitamos de energia – leia-se calorias – para isto.

É óbvio que o gasto de calorias varia de indivíduo para indivíduo – homens gastam mais calorias que mulheres, jovens mais que idosos, atletas muito mais que sedentários etc. etc.

Voltando ao ponto inicial: emagrecer é um fenômeno baseado num balanço calórico negativo, isto é, uma ingestão de calorias menor que o gasto calórico do nosso organismo.

Sendo assim, o princípio básico num programa de emagrecimento é avaliar quanto gastamos e comer menos do que esse valor (em calorias). Isto parece complicado, mas não é tanto, e será explicado em outro capítulo.

A outra premissa básica é que o mais importante não é o tipo de dieta a se fazer, mas o número de calorias nela contida. Em outras palavras: tudo parece indicar que tanto faz uma dieta ser pobre em gorduras, pobre em carboidratos ou balanceada, o que importa, realmente, é que ela tenha menos calorias do que as calorias gastas pelo nosso organismo.

Sendo assim, creio que fica simples entender que se o importante é fazer dietas hipocalóricas (com menos calorias que as gastas), que estas sejam o mais balanceadas possível e que satisfaçam nossos gostos.

Mais ainda, fica simples, também, entender que para manter nosso peso após o emagrecimento no novo patamar temos que exercer um controle permanente, mas comendo tudo o que gostamos.

Em última análise, propomos um estilo alimentar variado, com todos os tipos de alimentos e que permita emagrecer e manter o peso após o emagrecimento (este é o princípio e a filosofia dos pontos), e regimes são exatamente o contrário disto! Regimes são chatos, monótonos, restritivos e, acima de tudo, não podem ser mantidos pelo resto da vida.

Regimes funcionam? Claro que funcionam! Mas a curto prazo. Qualquer que seja o regime, se você come menos do que gasta, vai perder peso. Até com brigadeiros: coma seis brigadeiros por dia (e só!) e veja como você vai emagrecer. E daí? Quem agüenta comer só seis brigadeiros a vida inteira? Claro que isto é um exagero, mas exemplifica bem o que procuramos dizer.

Em suma, regimes não funcionam a longo prazo e podem fazer muito mal, pois são freqüentemente desbalanceados. Nosso sistema de pontos – que será explicado em outro capítulo – é exatamente o contrário dos regimes; balanceado, gostoso e permite que você atinja um peso adequado e, mais ainda, o mantenha.

Capítulo 2

AS DIETAS DA MODA

Surgem a cada dia novas dietas que prometem grandes reduções de peso e ficam conhecidas como Dietas da Moda. Para a maioria dos obesos, que já tentaram de tudo para emagrecer, o surgimento de uma nova dieta significa o renascimento de esperança, de atingir o tão sonhado objetivo.

Existem vários tipos de dietas da moda. A seguir, listamos algumas delas e mostramos suas implicações relacionadas ao bem-estar e ao estado de saúde, considerando o aporte de calorias e nutrientes, o perfil metabólico e o controle de fome e saciedade.

Dieta do Dr. Atkins

COMO É: Libera totalmente o consumo de gorduras e proteínas. Recomenda refeições ricas em carne vermelha, ovos, maionese, creme de leite e manteiga. Restringe a ingestão de carboidratos, que varia de 15g a 60g (arroz, batata e derivados de grãos, pão, macarrão etc.) e proíbe ingredientes à base de açúcar. A quantidade de carboidrato varia conforme as fases da dieta, que são divididas em três (Indução, Continuação e Manutenção). É pobre em vitaminas, minerais e fibras.

QUANDO SURGIU: Foi proposta pela primeira vez nos anos 1970 pelo cardiologista norte-americano Robert Atkins e voltou a fazer sucesso quase trinta anos depois.

O QUE PROMETE: Perda de peso "surpreendente", sendo este um dos maiores estímulos para seguir a dieta pela "vida inteira".

Dieta de Scarsdale

COMO É: Permite o consumo de todos os macronutrientes (gorduras, carboidratos e proteínas), mas também dá mais ênfase às proteínas. O regime deve ser feito nas seguintes proporções: 43% de proteínas, 34,5% de carboidratos e 22,5% de lipídios.

O QUE PROMETE: Perda de peso rápida.

Dieta de South Beach

COMO É: É uma versão mais branda da Dieta do Dr. Atkins. Estimula o consumo de gorduras monoinsaturadas (nozes, castanhas, azeite de oliva) e admite o consumo moderado de carnes, queijos magros e frango sem pele. A partir da terceira semana, permite várias frutas, leite desnatado, carboidratos complexos e até vinho, com moderação.

QUANDO SURGIU: Foi desenvolvida pelo cardiologista norte-americano Arthur Agatston, para pacientes com problemas cardíacos.

Dieta da USP

COMO É: Uma heterodoxa combinação de alimentos deve ser seguida por duas semanas. Recomenda o consumo de muita proteína e quase nenhum carboidrato. Presunto, ovos e café preto sem açúcar são os ingredientes principais.

QUANDO SURGIU: Circula de mão em mão desde 1996. Usa indevidamente o nome da Universidade de São Paulo. A USP criou um serviço de informações para orientar a população sobre os riscos do regime.

O QUE PROMETE: Alardeia a redução de 1 quilo por dia.

As dietas citadas possuem, praticamente, as mesmas características: são pobres em carboidratos e ricas em proteínas. Teoricamente, a dieta das proteínas não limita a ingestão de calorias, mas com a proibição dos carboidratos a alimentação fica restrita e, portanto, em geral é pobre em calorias. Como acontece com outras dietas da moda, a alimentação se torna pouco variada, monótona, e talvez isso venha a favorecer a perda de peso.

Há mais de quarenta anos se discute o papel dos macronutrientes na perda de peso e, apesar de todas as evidências, algumas dietas consideram o carboidrato como o grande vilão, principalmente pelo fato de favorecer o aumento da insulina (hormônio que regula a entrada de glicose na célula). De acordo com os defensores dessas dietas, a insulina seria responsável por maior acúmulo de gordura, maior retenção de água, aumento dos triglicérides (gordura no sangue) e maior risco de doenças cardiovasculares.

A hiperinsulinemia realmente aumenta a captação de nutrientes, inibe a quebra de gorduras (lipólise), favorece um aumento do tamanho das células de gordura (adipócitos) e está amplamente relacionada com a obesidade. Acontece que, em geral, a hiperinsulinemia é conseqüência, e não causa, da obesidade, que provoca uma resistência à ação da insulina (principal razão de a diabetes melito ocorrer muito mais em obesos que em magros). Por outro lado, a insulina atua no sistema nervoso central (principalmente numa estrutura chamada hipotálamo), fazendo a pessoa parar de comer. Em outras palavras, só no tecido gorduroso a insulina faz engordar, no sistema nervoso central faz comer menos. Mais ainda, a insulina é básica para construir proteínas e, particularmente, músculos. Como se percebe, o aumento da insulina não é esse vilão divulgado pelos defensores da dieta pobre em carboidratos.

Além disso, o potencial de elevação de glicemia/insulinemia não está simplesmente relacionado à ingestão de carboidratos, mas sim ao tipo de carboidrato (simples ou complexo), à composição das refeições (proteínas e fibras) e, ainda, a outros estímulos como, por exemplo, presença de gordura saturada.

Os carboidratos são os macronutrientes mais abundantes na natureza. Eles possuem ampla gama de funções, incluindo o fornecimento de fração significativa de energia na dieta da maioria dos organismos.

Durante o breve período de absorção de alimentos, a glicose da dieta é a principal fonte de açúcar no sangue. Várias horas após a refeição, os níveis de glicose no sangue declinam suficientemente para causar uma mobilização rápida dos depósitos de glicogênio hepático (fígado). A glicogênese (formação nova de glicose nos órgãos, principalmente no fígado) inicia-se de quatro a seis horas após a última refeição e torna-se completamente ativa quando os depósitos de glicogênio hepático são exauridos.

Atkins, em sua dieta, propõe a restrição de carboidratos para estimular a cetose (formação de compostos como acetona), que seria um indicador da mobilização de gordura, além de garantir ausência de fome.

De maneira geral, nas dietas cetogênicas os níveis de insulina circulante estão baixos e, com isso, a utilização e o transporte da glicose ficam diminuídos. Desta forma, há um aumento na degradação de gorduras e um aumento na liberação de ácidos graxos (as unidades formadoras de gordura) no sangue. Esses ácidos graxos livres se ligam a uma proteína chamada albumina e são transportados a vários tecidos para serem utilizados como fonte de energia. Quando a degradação de gordura aumenta muito sem ser acompanhada por uma degradação proporcional de carboidratos, há uma produção anormalmente alta de corpos cetônicos.

Com baixa ingestão de carboidrato, alguns caminhos metabólicos ficam comprometidos.

Quando a produção de corpos cetônicos ultrapassa a capacidade de aproveitamento pelos tecidos extra-hepáticos (músculo esquelético e coração), tem-se uma acidose metabólica.

As complicações de dietas pobres em carboidratos e ricas em proteínas podem ser várias, como: deficiências vitamínicas, alteração da função mental (uma complicação da cetose) e aumento dos níveis de LDL–colesterol (o colesterol ruim). Efeitos a longo prazo podem incluir pedras nos rins, osteoporose e outros.

Acreditamos, portanto, que embora possam ser efetivas a curto prazo, dietas pobres em carboidratos são deletérias para o organismo. Mais ainda, vários estudos – e essa é a nossa experiência – comprovam que não se consegue manter esse tipo de dieta por muito tempo. Sendo assim, nosso conselho é: abandonar a idéia de fazer dieta pobre em carboidratos como solução definitiva.

Dieta da Lua

COMO É: Recomenda o consumo exclusivo de líquidos durante 24 horas a cada mudança de fase da Lua. Sucos e caldos são os únicos alimentos permitidos.

QUANDO SURGIU: Fez sucesso no Brasil durante os anos 1980.

O QUE PROMETE: Perda de 1 quilo por semana.

Dieta da Sopa

COMO É: Sopa de legumes batidos no liquidificador. O repolho é o ingrediente predominante. Durante uma semana, é o único alimento permitido nas três refeições.

QUANDO SURGIU: Atravessou os anos 1990 como uma das dietas mais populares. Não se sabe quem a inventou.

O QUE PROMETE: Emagrecimento de até 4 quilos por semana.

Dieta de Beverly Hills

COMO É: Baseia-se em um rígido esquema alimentar, que proíbe misturar proteínas e carboidratos nas refeições e que nos primeiros dez dias só permite comer frutas. No 11º dia libera o consumo de carboidratos e manteiga e no 19º introduz as proteínas.

QUANDO SURGIU: Idealizada pela ex-gorda americana Judy Mazel em 1983, fez sucesso nas praias da moda durante aquela década.

O QUE PROMETE: Enzimas acelerariam a queima de grandes depósitos de gordura.

Dieta do Biotipo

COMO É: Afirma que cada pessoa é regida por um órgão vital: pulmão, rins, fígado ou coração. Para descobrir seu tipo físico, o leitor deve responder a um questionário sobre hábitos e comportamentos. Há perguntas sobre pontualidade e postura no ambiente de trabalho. Oferece um cardápio específico para cada biotipo.

QUANDO SURGIU: Os seguidores dizem que é fundamentada na "biotipologia". Segundo essa teoria, todos os males podem ser tratados pela alimentação. O regime mistura antigos princípios da medicina praticada na Índia e na China.

O QUE PROMETE: Perda mensal de 5 quilos. E assegura que não há risco de flacidez.

Dieta do Tipo Sanguíneo

COMO É: Propõe uma alimentação distinta para os portadores de cada tipo de sangue. Alguns exemplos: frutos do mar e espinafre para indivíduos com sangue tipo O, legumes e verduras para o tipo A, carne para o tipo B, leite para o tipo AB.

QUANDO SURGIU: O livro *A dieta do tipo sanguíneo*, do norte-americano Peter J. D'Adamo, fez sucesso em 1998. No Brasil, o método foi popularizado por alguns médicos.

O QUE PROMETE: O indivíduo atingiria o "peso ideal" depois de submeter-se ao regime. Não determina, contudo, a quantidade de quilos perdidos.

Essas são dietas que restringem algum tipo de alimento, ou melhor, permitem a ingestão de alimentos específicos.

Não há evidências científicas de que esse tipo de dieta tem maior efeito na redução de peso do que outros tipos de dietas hipocalóricas. São dietas que acabam restringindo a quantidade calórica por excluírem vários alimentos, o que torna a alimentação monótona. Assim, as pessoas não conseguem segui-la por muito tempo. Além disso, são dietas pobres em vitaminas e minerais. Conselho: Esqueça-se delas.

Dieta do Dr. Ornish

COMO É: Propõe uma dieta rica em frutas, vegetais e grãos integrais e totalmente isenta de alimentos de origem animal. Proíbe carne vermelha, frangos, peixes, azeite de oliva e derivados do leite.

COMO SURGIU: Foi criada pelo cardiologista californiano Dean Ornish, autor do livro *Salvando o seu coração*, publicado no Brasil em 1995.

O QUE PROMETE: Diz que a redução do consumo de gordura a 10% do total diário de calorias previne doenças cardíacas, emagrece e prolonga a vida.

Esse tipo de dieta tem as mesmas características de uma dieta vegetariana, na qual alimentos de origem animal são excluídos.

Pessoas que consomem dieta vegetariana consomem menos energia, menos gordura total e saturada do que pessoas que não são vegetarianas. O consumo de carboidratos é bem maior entre os vegetarianos, porém a dieta vegetariana tem uma densidade calórica menor. Isso se dá pelo fato de os vegetarianos não consumirem alimentos de origem animal, sendo esses ricos em proteínas e gorduras.

A perda de peso é alcançada com maior facilidade se houver uma restrição de gordura pelo fato de se conseguir diminuir a densidade energética da dieta – componente mais expressivo para a perda de peso.

Ao se limitar a ingestão de gorduras e aumentar a ingestão de alimentos ricos em água (frutas, vegetais e sopas), diminui-se o aporte calórico sem alterar o volume da dieta. Estudos demonstram que os indivíduos têm uma tendência a ingerir diariamente o mesmo volume de alimentos e que, por isso, dietas com alimentos de baixa densidade energética poderiam favorecer uma perda de peso mais sustentável e definitiva.

Vale lembrar que as dietas vegetarianas são deficientes em micronutrientes (vitaminas e minerais), principalmente vitaminas do complexo B, ferro e zinco. Além disso, falta a elas algo que melhora o sabor dos alimentos, as gorduras. Não gostamos desse tipo de dieta.

Vigilantes do Peso

COMO É: Não proíbe nenhum alimento, desde que respeitadas as quantidades estabelecidas pelo método. Permite a combinação de carnes, massas, doces e pães. É preciso seguir a proporção entre carboidratos, proteínas e gorduras. Os sócios são estimulados por depoimentos de ex-gordinhos em reuniões e palestras.

QUANDO SURGIU: Em 1963, uma dona-de-casa norte-americana inventou o programa depois de amargar o fracasso de inúmeras dietas. Foi aperfeiçoado por nutricionistas, médicos e psicólogos.

O QUE PROMETE: Perda mensal média de 4 a 6 quilos (que em geral não é alcançada a longo prazo).

Basicamente, não temos nada contra esse tipo de dieta que, aliás, muitos anos após a nossa, passou a usar a palavra "pontos" para caracterizar as calorias dos alimentos.

Sobre a dieta dos pontos, ou, melhor ainda, o sistema dos pontos, falaremos a seguir.

Capítulo 3

O PRINCÍPIO DO SISTEMA DE PONTOS

Como você deve ter notado, somos absolutamente contrários a qualquer radicalismo em matéria de dietas. Tirando as gorduras transaturadas (conhecidas como gordura trans), não naturais, que os estudos mostram claramente serem maléficas, não há razão para diminuir qualquer tipo de macronutriente, quer sejam gorduras, quer sejam carboidratos ou proteínas.

Isto reafirma nossa convicção de que a dieta ideal é aquela que se coaduna com o hábito alimentar da pessoa. E aí entra o sistema de pontos, que parte deste princípio. Fundamental, mesmo, é comer menos calorias do que se gasta.

Utilizamos esse sistema há muitos anos em milhares de pessoas e temos verificado ótimos resultados. A pessoa emagrece comendo o que gosta!

Você deve estar se perguntando: "Mas como isso é possível... eu quero emagrecer e posso comer de tudo!! Será que funciona?"

E a resposta é: Sim, desde que você aplique o sistema e, mais ainda, que entenda sua filosofia.

No sistema de pontos você emagrece comendo o que gosta e sem fazer regime. Aqui quem manda é você e não o alimento!

Para que uma dieta funcione, ou seja, que faça a pessoa emagrecer e, principalmente, manter o peso perdido, ela deve ser, acima de tudo, prazerosa. Se for muito monótona e restritiva, você a fará por pouco tempo, porque é chato comer sempre a mesma coisa e, provavelmente, nem chegará na fase da manutenção! Então, ao fazer o sistema de pontos, procure incluir no seu dia-a-dia alimentos de que você goste, sem fugir muito de seu hábito alimentar, como, por exemplo, arroz com feijão, macarronada, purê de batata... aquele bombom que você está morrendo de vontade... é só contar os pontos. Permita-se comer alimentos de que você goste. E coma-os sem culpa! Só assim você conseguirá entrar na manutenção feliz por estar comendo tudo o que sempre comeu, porém, em quantidades menores.

Nosso sistema irá ensinar-lhe o valor dos alimentos e com isso você fará seu próprio controle.

E como ele funciona?

É muito simples.

Ele tem como base uma tabela de alimentos de todos os tipos e de várias culinárias, como a árabe, a japonesa, a italiana, a alemã, a americana, a brasileira etc. Cada alimento está relacionado a determinado número de pontos. Os pontos nada mais são do que uma maneira simplificada e simpática de expressar calorias (no caso, 1 ponto equivale, aproximadamente, a 3,6 calorias).

Ressaltando, novamente: não há proibição de nenhum tipo de alimento, podendo a pessoa continuar participando de uma vida social agradável, freqüentar festas, ir a restaurantes, viajar, sair com amigos, ou seja, ter prazer de viver, sem privações.

Por ser um sistema de livre-escolha, ou seja, a pessoa é quem escolhe o que comer, é importante que se coloque certo limite na quantidade, para que você consiga emagrecer. Lembrando que, para emagrecer, o mais importante é comer menos calorias do que o seu gasto calórico.

Para que você consiga controlar tanto a quantidade como a qualidade dos alimentos ingeridos, ou seja, qual o tipo de alimento que está comendo, é fundamental que faça um diário alimentar, ou seja, registre TUDO o que você comer ao longo do dia, os alimentos e suas quantidades respectivas, num caderno, computador ou agenda. Mas deve anotar TUDO mesmo, até aquela mordida no sanduíche da amiga, a garfada do macarrão do seu filho, o quadradinho de chocolate etc. Você deve estar pensando: "Mas foi só um pedacinho!!!" Porém, de pedacinho em pedacinho, faz-se um pedação!! É aí que você se perde nas quantidades de alimentos que ingere durante o dia; sendo assim, concentre-se e não se esqueça de anotar. Anote diariamente o que você tem comido e, de preferência, pelo menos duas vezes ao dia, para que não tenha uma surpresa quando for anotar só antes de dormir. E se um dia tiver extrapolado o número de pontos que você deveria fazer, não entre em pânico nem ache que pôs tudo a perder. Calma! Você não está fazendo regime!!!

Com o nosso sistema de pontos você pode compensar nos dias posteriores a um estouro. Como?

É muito simples. É só subtrair a diferença do que você extrapolou com o seu total real de pontos e descontá-la nos dias subseqüentes, ou seja, fazendo menos pontos do que deveria, até compensar tudo o que tiver extrapolado. É como um saldo bancário negativo que você acaba ressarcindo.

Essas anotações são fundamentais para que o sistema de pontos funcione. Sem elas, é menos provável que você consiga atingir seu objetivo. Por isso, mãos à obra!

Depois de algum tempo anotando, vai perceber que essas anotações ficarão cada vez mais fáceis, pois já terá memorizado a maioria dos alimentos. Mas não se iluda achando que por ter memorizado já pode parar de anotar. Não faça isso!!! Pois é aí que pode pôr tudo a perder. Anote até a fase da manutenção. Depois, num tempo variável de pessoa a pessoa, você conseguirá manter o peso sem anotar, pois já interiorizou os pontos (e sua filosofia) no cérebro.

Quanto à quantidade de alimentos, ou melhor, de pontos, esta varia de pessoa para pessoa, pois irá depender do sexo, da idade, da quantidade de atividade física que fará por dia, excesso de peso etc.

Em suma, os princípios básicos do sistema de pontos são:

– comer de tudo com prazer;
– controlar o que você come;
– aprender a emagrecer e/ou a manter um peso adequado.

Você aprenderá a calcular seu limite de pontos mais para a frente. Antes, porém, vamos ensiná-lo a equilibrar a qualidade dos alimentos, para que seu organismo não fique deficiente em macronutrientes (carboidrato, proteína e gordura) e micronutrientes (vitaminas e minerais).

Veja a seguir!

Capítulo 4

COMER BEM E FICAR BEM

Antes de entrar na aplicação do sistema de pontos propriamente dito é necessário falar de alguns princípios básicos sobre o que é comer bem.

Comer bem é fundamental para que se tenha um desenvolvimento e envelhecimento saudáveis, prevenindo diversas doenças, como diabetes melito, pressão alta, doenças cardiovasculares, câncer etc. Mas comer significa, também, comer com prazer. Comer bem e com prazer fazem parte do que se chama qualidade de vida.

Para se comer bem é necessário equilibrar e balancear sua alimentação, ou seja, incluir no seu dia-a-dia alimentos de todos os grupos alimentares, que serão abordados a seguir.

Respeitar o seu estilo de vida, incluindo alimentos que você goste, é fundamental para que se tenha sucesso em qualquer programa de emagrecimento. Sendo assim, vamos falar de refeições balanceadas e de comportamento alimentar.

Refeições balanceadas (grupos alimentares)

Os alimentos são divididos em grupos alimentares, de acordo com sua composição:

Grupo dos energéticos:

São alimentos que ajudam a conservar o calor do corpo e fornecem energia para que possamos fazer nossas atividades diárias, como correr, brincar, trabalhar etc.

Óleos e gorduras: Devem ser consumidas de uma a duas porções por dia. Exemplos: óleos vegetais, azeite, manteiga, margarina.

Carboidratos, que podem ser, de maneira simplificada, divididos em:

Simples (açúcares): Devem ser consumidos esporadicamente. Exemplos: açúcar refinado, chocolate, bolos etc.

Complexos (cereais, pães, tubérculos e raízes): Devem ser consumidas de cinco a nove porções por dia. Exemplos: batata, mandioca, arroz, pão etc.

Grupo dos construtores:

Os alimentos desse grupo são responsáveis pela construção e conservação do organismo "como tijolos de uma casa".

Leites e produtos lácteos: Alimentos excelentes, contêm o cálcio, que é essencial para a formação de ossos e dentes. Devem ser consumidas três porções por dia. Ex.: leite, queijo, iogurte etc.

Carnes e ovos: As carnes vermelhas são as mais ricas em ferro, importante na formação do sangue. Devem ser consumidas de uma a duas porções por dia. Exemplos: carne bovina, frango, peixe, ovo de galinha, ovo de pata etc.

Leguminosas: São ricas em ferro, importante na formação do sangue. Deve ser consumida uma porção por dia. Exemplos: feijão, lentilha, ervilha etc.

Grupo dos reguladores:

Os alimentos encontrados neste grupo regulam as funções do organismo e auxiliam no funcionamento intestinal. Fornecem vitaminas e minerais, importantes para a saúde e para um bom funcionamento do sistema nervoso. Contêm grande quantidade de fibras, importantes para o bom funcionamento do intestino.

Hortaliças: Devem ser consumidas de quatro a cinco porções por dia. Exemplos: alface, couve, cenoura, beterraba etc.

Frutas: Devem ser consumidas de três a cinco porções por dia. Exemplos: maçã, banana, laranja, mamão etc.

Refeição balanceada é aquela que contém os alimentos energéticos, construtores e reguladores em quantidades apropriadas.

Na prática, é importante que o almoço e o jantar contenham:

- Alimentos fontes de carboidratos: arroz, massa, batata, mandioca, pão, bolacha, panqueca ou massa de torta.

- Leguminosas (pelo menos uma vez ao dia): feijão, lentilha, ervilha, grão-de-bico ou soja.
- Alimentos fontes de proteínas: um tipo de carne magra de boi, porco ou frango/peru sem pele, peixe, ovos ou queijos.
- Alimentos fontes de vitaminas, minerais e fibras: verduras (folhas) e legumes, crus sempre que possível.

Um prato balanceado deve ser bem colorido. Quanto mais colorido, além de mais bonito e mais apetitoso, mais nutrientes diferentes teremos.

Isto não quer dizer que ficam proibidos os outros alimentos, inclusive os bem calóricos (feijoada, churrasco etc.), desde que não ingeridos com muita freqüência.

Obs.: Não excluir nenhum desses grupos das refeições principais (almoço e jantar).

Comportamento alimentar: algumas regras importantes

O comportamento alimentar, ou seja, a maneira como comemos e tudo o que está relacionado ao ato de comer é muito importante para que obtenhamos sucesso num programa alimentar.

A vida moderna, a correria do dia-a-dia, fazem com que gestos simples passem despercebidos e se tornem hábitos, como ficar horas sem comer, excluir refeições, passar um dia inteiro sem

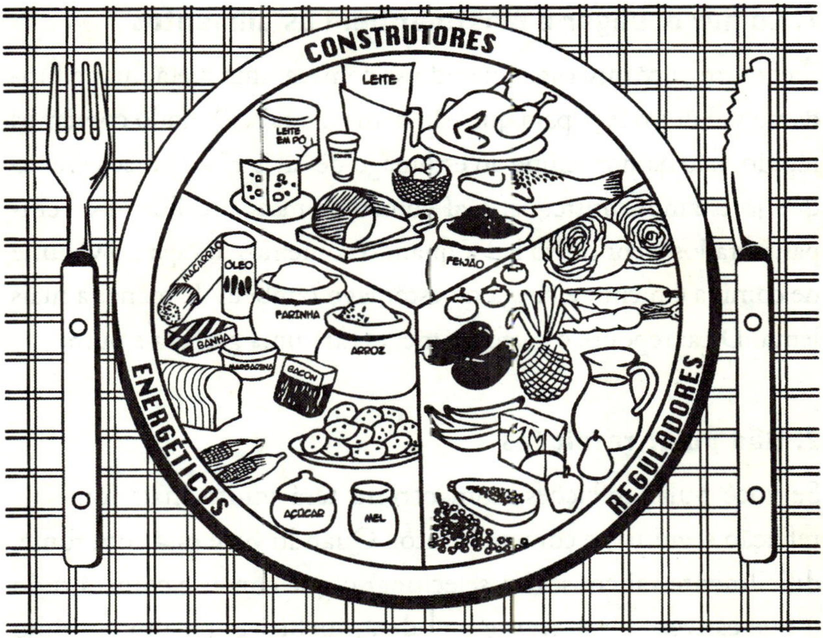

tomar água, comer compulsivamente, perder o controle sobre os alimentos etc.

Como resultado desses hábitos "errôneos", comemos erradamente, engordamos e ficamos doentes por isso. Se tivermos algumas regras ou gestos simples, poderemos impedir essa evolução catastrófica.

A seguir estão alguns desses "gestos" que devem ser seguidos. Tente absorvê-los, talvez até anotar numa folha de papel. Com o tempo, você irá introjetando essas noções. Isto significa que você terá chances enormes de emagrecer (ou não engordar) e, provavelmente, terá sucesso na manutenção do novo peso.

1. Comer devagar e mastigar bem os alimentos

É comum você ouvir isso quando se começa uma dieta, mas é fundamental que o faça para que não coma demais. Quando comemos rápido, não damos tempo ao estômago de "avisar" ao nosso cérebro que já estamos satisfeitos, e aí comemos mais, até ficarmos "empanturrados". Por outro lado, quando comemos devagar, o volume de comida é menor e chega no estômago também de maneira mais lenta. Dica: repouse o garfo na mesa entre uma garfada e outra.

2. Não pular refeições

Se você pular refeições, com certeza terá muito mais fome na refeição seguinte, e comerá muito!! Quando você está com fome, dificilmente vai conseguir selecionar o que comer e comerá tudo o que estiver na sua frente e poderá, inclusive, ter um episódio compulsivo, fora de controle.

3. Fracionar a alimentação

O fracionamento deve ser feito para que não fiquemos muitas horas sem comer (mais de três a quatro horas). Se isso ocorrer, nosso metabolismo não funcionará de forma equilibrada, ou seja, o jejum fará com que nosso organismo poupe energia. Então, é fundamental que fracionemos nossa alimentação, de quatro a seis refeições por dia, sendo três principais (desjejum, almoço e jantar) e de um a três lanches intermediários, de acordo com o hábito de cada pessoa.

4. Não comer fazendo outras atividades

O momento da refeição deve ser tranqüilo, não assistindo à televisão, mexendo no computador, falando ao telefone, lendo revista. Quando você faz outras atividades simultaneamente às refeições, nem sabe ao certo o que e o quanto comeu, pois não presta atenção ao que come.

5. Evitar tomar grandes quantidades de líquido durante as refeições principais (almoço e jantar)

Quando você toma muito líquido com as refeições, atrapalha a digestão dos alimentos e come mais. Até um copo de líquido durante as refeições é permitido e não atrapalha o programa.

6. Praticar atividade física regularmente

Não queremos que você seja um atleta, e sim que saia do sedentarismo. Se você é uma dessas pessoas sem tempo para fazer uma atividade programada, inclua-a naturalmente no seu dia-a-dia, como: deixar o carro longe do trabalho e andar por alguns minutos, deixar de usar o elevador e utilizar as escadas, passear mais com o cachorro, ir fazer compras a pé etc. Com isso, você chegará no seu peso mais rapidamente e trará outros benefícios para sua saúde.

Seguindo essas regras simples, você pode perder peso ao mesmo tempo em que modifica seus hábitos alimentares, aprendendo a comer de forma correta e saudável, conseguindo também manter um peso razoável por toda a vida.

Capítulo 5

INDIVIDUALIZANDO OS PONTOS PARA VOCÊ!

FASE 1: EMAGRECIMENTO

Para emagrecer, é fundamental comer menos calorias (ou pontos) do que os pontos gastos no dia-a-dia. Para calcular quantos pontos devemos comer por dia precisamos, primeiro, saber qual é a nossa taxa metabólica de repouso, ou seja, quantas calorias gastamos quando estamos sem nos movimentar. Talvez isso seja surpresa para muitos, mas gastamos, sim, calorias (e muitas) para desempenhar as atividades vitais do corpo, como: trabalho cardíaco, respiração, função do fígado e dos rins etc. Existem algumas equações que são recomendadas para a determinação prática do metabolismo em repouso; no entanto, citamos apenas uma para que você possa fazer sua estimativa, que é a equação proposta pela Organização Mundial da Saúde (FAO/OMS-1985) e que é a mais simples que existe (embora pareça complicada).

Como calcular quantos pontos você vai fazer? Vamos lá.

Primeiro, vamos calcular qual é sua taxa metabólica de repouso, obtida por meio das equações a seguir, onde P é o seu peso atual.

Taxa Metabólica de Repouso (TMR)

SEXO FEMININO	EQUAÇÃO
10 a 18 anos	(12,2 x P) + 746
18 a 30 anos	(14,7 x P) + 496
30 a 60 anos	(8,7 x P) + 829
> 60 anos	(10,5 x P) + 596
SEXO MASCULINO	**EQUAÇÃO**
10 a 18 anos	(17,5 x P) + 651
18 a 30 anos	(15,3 x P) + 679
30 a 60 anos	(11,6 x P) + 879
> 60 anos	(13,5 x P) + 487

Uma vez calculada a TMR, o gasto calórico diário (GCD) é obtido através da multiplicação desta pelo fator de atividade, que em última análise leva em conta sua atividade física, cujo valor é mostrado na tabela a seguir.

Fator de Atividade (FA)

Mulher 1,2	Homem 1,2	. Dia-a-dia muito sedentário . Sem atividade física programada
1,3	1,3	. Dia-a-dia movimentado . Sem atividade física programada ou . Dia-a-dia parado . Atividade física programada . 3 vezes por semana, 30 minutos por dia
1,35	1,4	. Dia-a-dia movimentado . Atividade física programada . 3 vezes por semana, 30 minutos por dia
1,45	1,5	. Dia-a-dia movimentado . Atividade física programada . 3 vezes por semana, mais de 1 hora ou . Atividade física programada diária (de 30 a 60 minutos)
1,5	1,6	. Dia-a-dia movimentado . Atividade física programada diária (de 1 a 3 horas)
1,7	1,8	. Dia-a-dia movimentado . Atividade física programada diária (mais de 3 horas)

Tendo os valores de sua taxa metabólica de repouso (TMR) e seu fator de atividade (FA), chegamos à sua necessidade energética diária para manter o peso obtida por meio da seguinte fórmula:

Gasto calórico diário (Kcal/dia) = TMR x FA

Com isso, calculamos o gasto energético diário. Preste atenção! Isso ainda não é o quanto você deve fazer para emagrecer, é o quanto você gasta no dia-a-dia. Veja um exemplo do cálculo:

- Uma mulher sedentária que tenha 36 anos, peso de 83Kg, altura de 1,65m, que trabalha sentada e que faz 30 minutos de esteira, 3 vezes por semana.

TMR = (8,7 x 83) + 829 = 1.551,1Kcal

Agora, multiplica-se a TMR pelo fator de atividade, que no caso é 1,3. O produto deste cálculo é o gasto calórico que essa pessoa tem.

Gasto calórico diário (Kcal/dia) = 1.551,1 x 1,3 = 2.016,43Kcal

Agora, vamos calcular esse gasto em pontos.

Para transformar a necessidade energética diária, que está em Kcal, para pontos, é só dividir o resultado por 3,6:

Gasto calórico diário (Kcal/dia)= 2.016,43Kcal / 3,6 =
560,1 = 560 pontos

E para emagrecer?

Para saber quantos pontos deverá fazer para emagrecer você, primeiro, deverá saber seu Índice de Massa Corporal (IMC), que é calculado por meio da equação:

$$IMC = \frac{Peso\ (Kg)}{alt^2\ (m)}$$

De acordo com o IMC calculado, você usa a tabela a seguir para verificar em que faixa se encontra. Feito isso, você deve subtrair do cálculo encontrado no gasto calórico diário (em pontos) o número de pontos encontrado na faixa do seu IMC.

IMC (Kg/m²)	**Mulher**	**Homem**
Menor que 25	160 pontos	180 pontos
Entre 25 e 29,9	175 pontos	200 pontos
Entre 30 e 34,9	200 pontos	225 pontos
Entre 35 e 39,9	250 pontos	275 pontos
Maior que 40	300	325

Continuando com o mesmo exemplo, a mulher tem IMC de:

$$IMC = \frac{83}{(1,65)^2} = 30,48 Kg/m^2$$

Logo, o esperado que ela deve fazer para emagrecer é:

560 pontos – 200 pontos = **360 pontos**
(quantidade de pontos que a pessoa tem que fazer para emagrecer)

Outro exemplo:

- Um homem que tenha 45 anos, peso de 110Kg, altura de 1,75m, que trabalha sentado e caminha 30 minutos por dia:

TMR = (11,6 x 110) + 879 = 2.155Kcal

Como o fator de atividade desse individuo é 1,5, o gasto energético diário em calorias é:

Gasto calórico diário = 2.155 x 1,5 = 3.232,5Kcal

Em pontos, o gasto é:

Gasto calórico diário = 3.232,5Kcal / 3,6 =
897,91 = 898 pontos

Como o IMC desse indivíduo é 35,9Kg/m², e usando a tabela de descontos (repetida a seguir), a quantidade de pontos que esse indivíduo deverá fazer para emagrecer é:

IMC (Kg/m²)	**Mulher**	**Homem**
Menor que 25	160 pontos	180 pontos
Entre 25 e 29,9	175 pontos	200 pontos
Entre 30 e 34,9	200 pontos	225 pontos
Entre 35 e 39,9	250 pontos	275 pontos
Maior que 40	300 pontos	325 pontos

898 pontos - 275 pontos = **623 pontos**

Então, para esse homem emagrecer bem ele deverá fazer 623 pontos por dia!

Aqui estão algumas dúvidas comuns de nossos pacientes:

O que fazer depois de um dia de estouro?

- Primeiro, não faça jejum de forma alguma para não vir a ter uma fome incontrolável horas depois;
- Coma o mesmo número de vezes ao dia, ou seja, fracione a dieta como de costume, porém, em quantidades menores, assim não chegará com muita fome à refeição seguinte;
- Não pule refeições;
- Como terá que reduzir os pontos para compensar os pontos extrapolados no dia anterior e, portanto, comer menos, dê preferência aos alimentos com baixa densidade energética, ou seja, àqueles alimentos que são ricos em fibras e água e podem ser consumidos em grandes quantidades, pois possuem poucos pontos;
- Lembre-se: estourar um dia apenas não é suficiente para engordar uma pessoa. O que engorda é comer demais por vários dias seguidos;
- Vá compensando os pontos em excesso nos dias que se seguem. Não é necessário compensar tudo de uma vez no dia seguinte;
- Não coma menos de 230 pontos de jeito nenhum, mesmo que sua intenção seja se livrar rapidamente dos pontos excedidos.

O que devo fazer se deixo de emagrecer mesmo seguindo meus pontos?

Caso isso aconteça, reduza 25 pontos dos seus pontos diários. Siga os novos pontos por mais 15 dias e veja o que acontece. Porém, não faça essa subtração indefinidamente. Se for mulher, não reduza abaixo dos 230 pontos diários, e se for homem, não reduza abaixo dos 300 pontos. Neste caso, procure orientação de um profissional.

FASE 2: MANUTENÇÃO

Quando atingir o peso desejado, é chegada então a fase mais importante do processo: a manutenção.

Acrescente 20 pontos aos seus pontos habituais e faça um dia livre na semana comendo de tudo, porém, sem contar os pontos (isso significa: sem anotar o que comer) e sem exagerar nas quantidades. Siga este esquema por 15 dias. Pese-se e veja o que aconteceu com seu peso. Se continuou emagrecendo, acrescente mais 20 pontos e assim por diante, até que seu peso seja mantido.

Se engordou, diminua um pouco o que você come no fim de semana.

Agora que você já sabe como calcular o limite diário de pontos, como comer bem e as atitudes que deve seguir para ter sucesso com o sistema de pontos, vamos ajudá-lo a entender como colocar em prática tudo isso.

No Capítulo 9, você vai encontrar uma tabela com diversos alimentos e seus pontos. Com ela, montará suas refeições como de costume, ou melhor, de acordo com o seu hábito alimentar e suas preferências.

Contudo, dedicamos dois capítulos deste livro (Capítulos 6 e 7) com exemplos de refeições variadas com 115 e 150 pontos cada. Também selecionamos receitas muito saborosas (Capítulo 8), retiradas das mais diversas fontes, para que você tenha idéia de como incrementar as refeições do seu dia-a-dia.

Esperamos que goste, e boa sorte!

PONTOS E REFEIÇÕES ESPECIAIS

Capítulo 6

REFEIÇÕES COM 115 PONTOS

1.

Salada de alface, tomate e escarola	0
Tempero: 1 colher (de chá) de azeite, limão, sal	10
4 colheres (de sopa) de lasanha à bolonhesa	80
1 fatia de melão	20
Óleo de preparo*	15

2.

Salada de alface,	0
1 colher (de sopa) de cenoura e	5
1 colher (de sopa) de shitake	5
Tempero: 1 colher (de chá) de azeite, limão, sal	10
1 xícara de yakissoba	60
1 porção de pudim diet	20
Óleo de preparo	15

*O óleo de preparo é o óleo utilizado na elaboração de toda refeição (exceto salada). Recomendação: utilizar o mínimo possível.

3.

Salada de rúcula, tomate	0
1 colher (de sopa) de palmito picado	5
Tempero: 1 colher (de chá) de azeite, limão, sal	10
1 xícara de macarrão ao sugo	30
2 coxas de frango assado sem pele	45
1 laranja	10
Óleo de preparo	15

4.

Salada de agrião, tomate e	0
2 colheres (de sopa) de cebola	10
Tempero: 1 colher (de chá) de azeite, limão, sal	10
3 colheres (de sopa) de nhoque à bolonhesa	80
1 taça de gelatina diet	0
Óleo de preparo	15

5.

Salada de rúcula, tomate-cereja e	0
3 unidades de mussarela de búfala pequenas	
e folhas de manjericão	30
Tempero: 1 colher (de chá) de azeite, limão, sal	10
1 xícara de capelete de frango ao sugo	50
1 fatia fina de abacaxi picado com gelatina diet	10
Óleo de preparo	15

6.

Salada de acelga, pepino e	0
3 colheres (de sopa) de cenoura	15
Tempero: 1 colher (de chá) de azeite, limão, sal	10
1 panqueca de carne moída com molho ao sugo	60
Espinafre refogado	0
1 maçã	15
Óleo de preparo	15

7.

Hot dog:	
1 pão de hot-dog	40
2 salsichas de frango	30
2 colheres (de sopa) de ketchup	12
1 colher (de sopa) de batata palha	20
1 taça de gelatina diet	0
1 colher (de sopa) de creme de leite light	12

8.

Beirute:	
1 pão sírio pequeno	30
4 fatias de peito de peru	40
2 fatias finas de queijo fresco	30
Alface e tomate	0
½ colher (de sopa) de requeijão light	5
1 maracujá doce	10

9.

Salada de agrião, tomate, erva-doce e	0
2 colheres (de sopa) de beterraba cozida	10
Tempero: 1 colher (de chá) de azeite, limão, sal	10
2 colheres (de sopa) de arroz integral	20
3 colheres (de sopa) de feijão	15
1 bife pequeno (100g) grelhado	45
Couve refogada	0
Óleo de preparo	15

10.

Salada de aspargos frescos, tomate e cheiro verde	0
Tempero: 1 colher (de chá) de azeite, ½ copo de iogurte desnatado, mostarda, limão, sal	22,5
2 colheres (de sopa) de arroz integral	20
2 colheres (de sopa) de lentilha	10
3 colheres (de sopa) de carne moída	45
Repolho roxo refogado	0
Óleo de preparo	15

11.

Sanduíche:	
Pão de hambúrguer	40
1 hambúrguer	30
Alface e tomate	0
2 colheres (de sopa) de ketchup	12
1 colher (de sopa) de maionese sem colesterol	10
6 morangos com	10
1 colher (de sopa) de creme de leite light	12

12.

1 porção de salada colorida com molho de iogurte (pág. 106)	20
1 pastel assado grande	60
1 tangerina	15
1 banana-prata	20

13.

Salada de agrião, erva-doce e tomate	0
Tempero: aceto balsâmico, sal	
2 colheres (de sopa) de arroz	20
1 porção de peixe colorido (pág. 118)	46
1 porção de suflê de brócolis (pág. 105)	30
1 taça de gelatina diet com 1 damasco seco picado	3
Óleo de preparo	15

14.

Salada de pepino e	0
3 colheres (de sopa) de cenoura	15
Tempero: 1 colher (de chá) de azeite, limão, sal	10
2 colheres (de sopa) de arroz à grega	20
1 porção de salmão com alho-poró (pág. 117)	42
Escarola refogada	0
1 laranja	10
Óleo de preparo	15

15.

Salada de rúcula, rabanete e	0
2 colheres (de sopa) de beterraba	10
Tempero: 1 colher (de chá) de azeite, limão, sal	10
2 colheres (de sopa) de purê de batata	40
1 filé médio (150g) de pescada grelhada com alcaparras	30
2 colheres (de sopa) de abobrinha refogada	10
1 taça de gelatina diet	0
Óleo de preparo	15

16.

Salada de radicchio, alho-poró e tomate	0
Tempero: 1 colher (de chá) de azeite, limão, sal	10
2 colheres (de sopa) de arroz integral	20
3 colheres (de sopa) de estrogonofe de frango	45
1 colher (de sopa) de batata palha	20
Óleo de preparo	15

17.

Salada de alface crespa e lisa, salsão e folhas de manjericão	0
Tempero: 1 colher (de chá) de azeite, limão, sal	10
3 colheres (de sopa) de arroz com soja	30
1 filé médio (150g) de linguado assado	30
2 colheres (de sopa) de abóbora refogada	10
1 banana-prata assada com canela	20
Óleo de preparo	15

18.

Salada de repolho ralado e pepino	0
Tempero: ½ copo de iogurte desnatado, mostarda, limão, sal, adoçante	12,5
2 colheres (de sopa) de purê de mandioquinha	40
1 posta pequena (100g) de atum assado	40
Aspargos frescos cozidos	0
Óleo de preparo	15

19.

Salada de alface, tomate-cereja,	0
2 colheres (de sopa) de palmito,	10
2 colheres (de sopa) de shitake	10
4 colheres (de sopa) de atum light	40
2 colheres (de sopa) de grão-de-bico	20
Tempero: 1 colher (de chá) de azeite, limão, sal	10
5 colheres (de sopa) de salada de fruta	25

20.

Salada de acelga	0
1 castanha-do-pará picada	10
4 colheres (de sopa) de cenoura ralada	20
10 unidades de kani	40
2 colheres (de sopa) de soja cozida	20
Temperos: 1 colher (de chá) de azeite, vinagrete, sal	10
1 goiaba	15

21.

2 porções de salada de grão-de-bico com peito de peru (pág. 109)	100
1 fatia de melancia	15

22.

Salada de alface, agrião e	0
2 colheres (de sopa) de cenoura	10
Tempero: 1 colher (de chá) de azeite, limão, sal	10
2 colheres (de sopa) de arroz	20
1 porção de peixe diferente (pág. 103)	50
Mostarda refogada	0
1 pêssego	10
Óleo de preparo	15

23.

Salada de agrião, tomate-cereja	0
3 colheres (de sopa) de cenoura ralada	15
2 colheres (de sopa) de champignon	10
2 colheres (de sopa) de cebola	10
1 pires (de chá) raso de camarão cozido	40
1 colher (de chá) de nozes picadas	10
1 colher (de chá) de gergelim	10
Tempero: 1 colher (de chá) de azeite, limão, sal	10
1 banana-passa	10

24.

Salada de rúcula, tomate e orégano	0
Tempero: 1 colher (de chá) de azeite, limão, sal	10
1 fatia de pizza de atum	74
1 taça de morangos (12 unidades) com	15
1 colher (de sopa) de leite condensado desnatado	15

25.

2 conchas de missoshiro	34
3 sushis	45
10 fatias de sashimi	20
1 maçã assada com canela	15

26.

Salada de alface, 2 colheres (de sopa) de beterraba ralada e erva-doce	10
Tempero: aceto balsâmico, sal	0
4 colheres (de sopa) de carne chop suey	40
1 rolinho primavera	50
1 taça de gelatina diet	0
Óleo de preparo	15

27.

Salada de alface,	0
2 colheres (de sopa) de tabule	20
Tempero: 1 colher (de chá) de azeite, sal e limão	10
2 charutinhos de uva	14
1 pedaço de quibe assado	50
2 damascos secos	6
Óleo de preparo	15

28.

Salada de alface e	0
2 colheres (de sopa) de cenoura	10
Tempero: 1 colher (de chá) de azeite, limão, sal	10
2 colheres (de sopa) de arroz	20
2 colheres (de sopa) de feijão	10
1 omelete:	
2 claras	9
1 gema	15
2 colheres (de sopa) de queijo cottage	10
Manjericão	0
3 tâmaras	15
Óleo de preparo	15

29.

Salada de tomate, pepino e cheiro-verde	0
Tempero: 1 colher (de chá) de azeite, limão, sal	10
2 colheres (de sopa) de arroz integral	20
150g de carne de soja moída (4 colheres de sopa)	45
3 colheres (de sopa) de ervilha-torta refogada	15
6 morangos	10
Óleo de preparo	15

30.

Salada de agrião, rúcula, alface e	0
2 colheres (de sopa) de palmito	10
Tempero: 1 colher (de chá) de azeite, limão, sal	10
1 quiche pequeno de queijo-de-minas	80
Óleo de preparo	15

Capítulo 7

REFEIÇÕES COM 150 PONTOS

1.

Salada de escarola, agrião e	0
1 colher (de sopa) de fundo de alcachofra	5
Tempero: 1 colher (de chá) de azeite, limão e sal	10
3 colheres (de sopa) de arroz com soja	30
1 bife pequeno (100g) acebolado	45
1 porção de suflê de couve-flor (pág. 112)	28
12 morangos	15
Óleo de preparo	15

2.

Salada de alface, tomate e	0
3 colheres (de sopa) de cenoura	15
Tempero: 1 colher (de chá) de azeite, limão e sal	10
3 colheres (de sopa) de arroz	30
3 colheres (de sopa) de estrogonofe de carne	45
1 colher (de sopa) de batata palha	20
1 pêra picada com gelatina diet	15
Óleo de preparo	15

3.

Salada de alface, pepino e erva-doce	0
Tempero: 1 colher (de chá) de azeite, limão e sal	10
2 colheres (de sopa) de arroz	20
3 colheres (de sopa) de feijão-preto	15
1 filé à parmegiana light (pág. 101)	66
3 colheres (de sopa) de abóbora refogada	15
1 fatia fina de abacaxi	10
Óleo de preparo	15

4.

Salada de repolho roxo, tomate-cereja e 3 colheres (de sopa) de broto de feijão	15
Tempero: 1 colher (de chá) de azeite, limão e sal	10
1 porção de risoto à piemontesa (pág. 104)	40
4 colheres (de sopa) de picadinho de carne com cenoura	60
3 carambolas	10
Óleo de preparo	15

5.

Salada de alface, rúcula e	0
1 colher (de sopa) de cebola	5
Tempero: 1 colher (de chá) de azeite, limão e sal	10
3 colheres (de sopa) de arroz 7 cereais	30
2 colheres (de sopa) de lentilha	10
1 pedaço de quibe assado	50
Escarola refogada	0
1 caqui	30
Óleo de preparo	15

6.

Salada de tomate, pepino e manjericão picado	0
Tempero: 1 colher (de chá) de azeite, limão e sal	10
1½ xícara de penne cozido ao sugo (molho de tomate)	45
1 porção de contrafilé ao molho de palmito (pág. 99)	64
2 pedaços de pêssego em calda light	10
Óleo de preparo	15

7.

Salada de agrião e tomate	0
Tempero: 1 colher (de chá) de azeite, limão e sal	10
1 porção de arroz de forno (pág. 96)	50
3 fatias (90g) de peru assado	45
2 colheres (de sopa) de vagem refogada	15
1 tangerina	15
Óleo de preparo	15

8.

Salada de repolho, erva-doce,	0
2 colheres (de sopa) de maçã verde ralada e	10
1 colher (de sopa) de uva-passa	10
Tempero: 1 colher (de chá) de azeite, limão e sal	10
3 colheres (de sopa) de arroz	30
3 colheres (de sopa) de feijão	15
1 charutinho de couve com frango e tomate (pág. 98)	50
1 taça de gelatina diet + 1 pêssego picado	10
Óleo de preparo	15

9.

Salada de alface, pepino e	0
1 colher (de sopa) de palmito picado	5
Tempero: 1 colher (de chá) de azeite, limão e sal	10
2 colheres (de sopa) de purê de batata	40
2 almôndegas de frango ao molho de tomate	45
1 porção (de sopa) de legumes cozidos (pág. 116)	18
12 morangos	15
Óleo de preparo	15

10.

Salada de couve e	0
3 colheres (de sopa) de beterraba	15
Tempero: 1 colher (de chá) de azeite, limão e sal	10
2 colheres (de sopa) de polenta cozida	40
3 colheres (de sopa) de carne moída	45
3 colheres (de sopa) de abobrinha refogada	15
2 ameixas vermelhas	10
Óleo de preparo	15

11.

Salada de alface, alho-poró e	0
2 colheres (de sopa) de shitake	10
Tempero: 1 colher (de chá) de azeite, limão e sal	10
3 colheres (de sopa) de arroz	30
2 colheres (de sopa) de feijão	10
1 filé pequeno (100g) de frango grelhado	45
2 colheres (de sopa) de abobrinha refogada	20
1 laranja	10
Óleo de preparo	15

12.

Salada de alface crespa, acelga e rabanete	0
Tempero: 1 colher (de chá) de azeite, limão e sal	10
3 colheres (de sopa) de arroz	30
3 colheres (de sopa) de feijão-preto	15
4 nuggets assados	45
3 colheres (de sopa) de brócolis refogado	15
1 banana-prata assada com canela	20
Óleo de preparo	15

13.

Salada de repolho roxo	0
3 colheres (de sopa) de palmito	15
Tempero: 1 colher (de chá) de azeite, limão e sal	10
1 batata recheada com atum (pág. 97)	80
3 colheres (de sopa) de ervilha-torta refogada	15
1 pêra assada	15
Óleo de preparo	15

14.

Salada de aspargos	0
2 colheres (de sopa) de champignon e	10
2 colheres (de sopa) de pimentão	10
Tempero: 1 colher (de chá) de azeite, limão e sal	10
3 colheres (de sopa) de arroz integral	30
2 colheres (de sopa) de feijão	10
2 abobrinhas recheadas com frango	50
Couve refogada	0
1 pêssego picado com gelatina diet	10
Óleo de preparo	15

15.

Salada de mostarda, alho-poró e	0
3 colheres (de sopa) de couve-flor	15
Tempero: shoyu e 1 colher (de chá) de azeite	10
2 colheres (de sopa) de arroz	20
3 colheres (de sopa) de milho refogado	20
1 filé pequeno (100g) de frango com molho de tomate e	45
2 colheres (de chá) de queijo parmesão ralado	10
3 tâmaras	15
Óleo de preparo	15

16.

Salada de rúcula, tomate e salsão picado	0
Tempero: 1 colher (de chá) de azeite, limão e sal	10
2 colheres (de sopa) de risoto de legumes	40
1 porção de frango fácil (pág. 102)	75
1 cacho pequeno de uvas (12 uvas)	10
Óleo de preparo	15

17.

Salada de escarola, aspargos,	0
1 ovo cozido	22,5
2 tomates secos picados	20
Tempero: 1 colher (de chá) de azeite, limão e sal	10
1 pedaço de torta de frango com legumes	60
3 colheres (de sopa) de sorvete light	15
Óleo de preparo	15

18.

Salada de alface, pepino em cubos com salsinha e	0
2 castanhas-do-pará picadas	20
Tempero: 1 colher (de chá) de azeite, limão e sal	10
4 colheres (de sopa) de arroz	40
3 colheres (de sopa) de estrogonofe de frango	45
1 porção de acelga refogada (pág. 114)	22
Óleo de preparo	15

19.

Salada de 1 colher (de sopa) de chuchu,	5
1 colher (de sopa) de cenoura cozida e	5
1 colher (de sopa) de vagem cozida	5
Tempero: 1 colher (de chá) de azeite, 1 colher (de chá) de gergelim, limão e sal	10
1½ xícara de macarrão cozido com	45
4 colheres (de sopa) de atum em água e	40
3 colheres (de chá) de parmesão ralado	15
Óleo de preparo	15

20.

Salada de agrião, tomate e	0
2 colheres (de sopa) de cebola	10
Tempero: 1 colher (de chá) de azeite, limão e sal	10
2 esfihas grandes	120
1 taça de gelatina diet com	0
1 fatia de manga picada	10

21.

Salada de escarola e	0
3 colheres (de sopa) de beterraba ralada	15
Tempero: 1 colher (de chá) de azeite, limão e sal	10
3 colheres (de sopa) de arroz	30
1 pimentão recheado (pág. 113)	58
1 goiaba	15
Óleo de preparo	15

22.

Salada de agrião, alface e	0
2 colheres (de sopa) de cenoura ralada	10
Tempero: 1 colher (de chá) de azeite, limão e sal	10
2 xícaras de macarrão à bolonhesa	60
3 colheres (de sopa) de carne moída	45
2 colheres (de sopa) de doce de abóbora diet	10
Óleo de preparo	15

23.

1 porção de salada mista (pág. 111)	36
3 colheres (de sopa) de arroz com brócolis	30
1 pires (de chá) de bacalhau	40
1 caqui	30
Óleo de preparo	15

24.

1 prato grande de salada de carpaccio (folhas, carpaccio, alcaparra, parmesão, molho mostarda)	120
3 colheres (de sopa) de musse de maracujá	30

25.

1 porção de salada de cenoura com ricota (pág. 108)	24
Tempero: 1 colher (de chá) de azeite, limão e sal	10
3 colheres (de sopa) de arroz	30
2 colheres (de sopa) de feijão	10
1 omelete:	
2 claras	10
1 gema	15
2 fatias de peito de peru	20
Tomate picado	0
½ fruta-do-conde	15
Óleo de preparo	15

26.

Salada de rúcula,	0
2 tomates secos e	20
2 mussarelas de búfala pequenas	20
Tempero: 1 colher (de chá) de azeite, limão e sal	10
3 colheres (de sopa) de arroz	30
1 omelete de champignon (pág. 119)	42
1 pêra picada com gelatina diet	15
Óleo de preparo	15

27.

Salada de repolho e salsão e	0
2 fatias de manga picada	20
Tempero: 1 colher (de chá) de azeite, limão e sal	10
3 colheres (de sopa) de arroz	30
3 colheres (de sopa) de feijão	15
2 hambúrgueres de carne assados	60
1 taça de gelatina diet	0
Óleo de preparo	15

28.

1 porção de salada de champignon (pág. 107)	14
3 colheres (de sopa) de arroz	30
3 colheres (de sopa) de feijão	15
3 fatias (90g) de lombo assado	45
2 colheres (de sopa) de creme de espinafre	20
1 fatia fina de abacaxi	10
Óleo de preparo	15

29.

Salada de agrião, escarola e	0
pepino e 2 colheres (de sopa) de cenoura	10
Tempero: 1 colher (de chá) de azeite, limão e sal	10
1 porção de espaguete com atum (pág. 100)	96
1 porção de pudim diet	20
Óleo de preparo	15

30.

1 prato de creme de verduras e legumes (2 conchas médias)	50
1 sanduíche:	
2 fatias de pão integral light	30
3 colheres (de sopa) de queijo cottage	15
2 fatias de peito de peru	20
1 colher (de chá) de azeite	10
Manjericão	0
1 fatia de melão	10
Óleo de preparo	15

Capítulo 8

RECEITAS PRÁTICAS

ABOBRINHAS RECHEADAS COM FRANGO

Ingredientes:

4 abobrinhas médias

Recheio:

1 cebola média ralada
½ xícara de aspargos picados
150g de frango desfiado
1 colher (de sopa) de molho de tomate
2 colheres (de sopa) de requeijão light
1 colher (de sopa) de salsa picada
1 colher (de sopa) de parmesão light para polvilhar

Modo de preparo:

Lave as abobrinhas e corte ao meio no sentido do comprimento. Faça um corte em cruz em cima das abobrinhas e cozinhe com pouca água por cerca de 10 minutos, sem deixar amolecer demais. Retire e espere amornar.

Recheio:

Em um recipiente, misture todos os ingredientes. Retire o miolo das abobrinhas e adicione-o ao recheio. Recheie as abobrinhas e polvilhe com o parmesão. Coloque em uma assadeira e leve ao forno médio por cerca de 15 minutos.

Rendimento:

4 porções

Calorias por porção:

90 (25 pontos)

ACELGA REFOGADA

Ingredientes:

½ acelga cortada em tiras

1 cebola picada

2 tomates picados

1 pimentão amarelo picado

½ xícara de champignons

2 colheres (de sopa) de azeitonas verdes picadas

2 colheres (de sopa) de azeite

Modo de preparo:

Refogue a acelga com a cebola no azeite até murchar. Coloque em uma saladeira, acrescente os demais ingredientes e sirva.

Rendimento:

6 porções

Calorias por porção:

80 (22 pontos)

ARROZ DE FORNO

Ingredientes:

3 xícaras de arroz cozido
1 colher (de sopa) de óleo de canola
1 dente de alho amassado
1 cebola ralada
150g de presunto magro cortado em tiras
150g de mussarela light cortada em tiras
1 lata de milho
1 lata de molho de tomate
½ xícara de água
Sal e salsinha a gosto

Modo de preparo:

Em uma panela, aqueça o óleo, doure a cebola e o alho. Acrescente o presunto, a mussarela e o milho. Adicione o molho de tomate, tempere com o sal, acrescente a salsinha e deixe apurar. Em uma travessa, coloque camadas de arroz e molho até terminarem os ingredientes. Leve ao forno pré-aquecido por 10 minutos aproximadamente.

Rendimento:

8 porções

Calorias por porção:

180 (50 pontos)

BATATA RECHEADA COM ATUM

Ingredientes:

2 batatas grandes com casca (150g cada)
2 colheres (de sopa) de requeijão light
2 colheres (de chá) de mostarda
1 lata de atum light
4 colheres (de sopa) de aspargos picados
Salsinha a gosto

Modo de preparo:

Cozinhe as batatas na água até que fiquem macias. Corte uma tampa e escave o conteúdo. Misture o que foi escavado da batata com o requeijão, a mostarda e coloque de volta nas batatas. À parte, misture o atum, os aspargos e a salsinha. Recheie as batatas. Sirva fria.

Rendimento:

2 porções

Calorias por porção:

290 (80 pontos)

BERINJELA REFOGADA

Ingredientes:

500g de berinjela cortada em tiras

1 colher (de sopa) de azeite de oliva

1 tomate cortado em cubos

1 pimentão vermelho cortado em tiras

1 cebola grande picada

Sal a gosto

Modo de preparo:

Em uma panela, aqueça o azeite e refogue a cebola. Acrescente a berinjela, o tomate e o pimentão e tempere com o sal. Em fogo baixo, deixe cozinhar por 15 minutos aproximadamente. Se necessário, pingue água.

Rendimento:

6 porções

Calorias por porção:

50 (14 pontos)

CHARUTINHOS DE COUVE COM FRANGO E TOMATE

Ingredientes:

400g de frango moído

1 cebola ralada

2 tomates picados

Alho e limão a gosto

Cheiro-verde a gosto

4 folhas de couve-manteiga

Modo de preparo:

Refogue o frango com a cebola, o tomate, o alho, o limão e o cheiro-verde. À parte, refogue rapidamente as folhas de couve. Deixe esfriar e faça charutinhos com o recheio de frango.

Rendimento:

4 porções

Calorias por porção:

180 (50 pontos)

CONTRAFILÉ AO MOLHO DE PALMITO

Ingredientes:

4 bifes pequenos de contrafilé (100g cada)
1 colher (de chá) de azeite
4 colheres (de sopa) de palmito cortado em cubos
½ xícara de vinho branco
½ xícara de água
1 colher (de sopa) de shoyo light
1 colher (de sopa) de mostarda
1 colher (de chá) de farinha de trigo
Orégano a gosto

Modo de preparo:

Aqueça uma frigideira e grelhe os bifes no azeite, deixando dourar bem dos dois lados. Adicione o restante dos ingredientes à frigideira, um a um, mexendo até engrossar. Sirva em seguida.

Rendimento:

4 porções

Calorias por porção:

230 (64 pontos)

ESPAGUETE COM ATUM

Ingredientes:

500g de espaguete

1 colher (de sopa) de óleo vegetal

3 dentes de alho amassados

1 cebola ralada

2 latas de atum light

100g de tomates em pedaços

Sal a gosto

Folhas de manjericão a gosto

Modo de preparo:

Em uma panela, cozinhe a massa em água e sal, escorra e mantenha aquecida. Em outra panela, aqueça o óleo, doure o alho, junte a cebola, o tomate e o sal. Envolva a massa com essa mistura e acrescente o atum. Salpique folhas de manjericão e sirva.

Rendimento:

6 porções

Calorias por porção:

345 (96 pontos)

FILÉ À PARMEGIANA LIGHT

Ingredientes:

4 bifes pequenos de filé-mignon (100g cada)
2 dentes de alho amassados
Sal a gosto
1 colher (de sopa) de óleo de canola
4 fatias de mussarela light
1 tomate cortado em fatias grossas
Manjericão a gosto

Modo de preparo:

Tempere os bifes com alho e sal. Em uma panela antiaderente, doure os bifes dos dois lados no óleo. Acomode uma fatia de mussarela e uma de tomate sobre cada bife. Salpique o manjericão. Tampe a panela somente para abafar. Sirva em seguida.

Rendimento:

4 porções

Calorias por porção:

240 (66 pontos)

FRANGO FÁCIL

Ingredientes:

8 sobrecoxas desossadas sem pele

1 colher (de sopa) de óleo vegetal

1 cebola grande ralada

6 dentes de alho amassados

1 lata de milho

200g de champignon picados

1 ½ xícara de água fervente

Sal a gosto

Modo de preparo:

Em uma panela de pressão, aqueça o óleo e doure os pedaços de frango. Acrescente o alho, a cebola e deixe dourar. Adicione o milho, o champignon e tempere com o sal. Acrescente a água fervente e feche a panela. Quando abrir fervura, cozinhe em fogo baixo por mais 5 minutos.

Rendimento:

8 porções

Calorias por porção:

270 (75 pontos)

LEGUMES COZIDOS

Ingredientes:

1 berinjela cortada em cubos
2 chuchus cortados em cubos
2 cebolas raladas
4 tomates picados
1 pimentão vermelho picado
1 pimentão amarelo picado
Salsa e manjericão a gosto
Sal a gosto
2 colheres (de sopa) de óleo de canola

Modo de preparo:

Coloque todos os ingredientes em uma panela e regue com o óleo. Leve ao fogo alto com a panela tampada e deixe ferver por alguns minutos, abaixe o fogo e deixe cozinhar. Se necessário, adicione água.

Rendimento:

8 porções

Calorias por porção:

67 (18 pontos)

OMELETE DE CHAMPIGNON

Ingredientes:

1 colher (de chá) de óleo de canola
2 colheres (de sopa) de cebola picada
1 tomate picado
4 claras
2 gemas
4 colheres (de sopa) de champignon picado
Orégano a gosto
Sal a gosto
4 colheres (de sopa) de queijo cottage

Modo de preparo:

Refogue a cebola no óleo. Adicione o tomate e o sal. Bata as claras e as gemas e misture ao tomate. Despeje essa mistura em uma frigideira untada. Coloque em um só lado o cottage, o orégano e o champignon. Quando estiver ficando firme, vire a metade livre sobre o recheio. Aperte para cozinhar por dentro e por fora.

Rendimento:

2 porções

Calorias por porção:

150 (42 pontos)

PEIXE COLORIDO

Ingredientes:

4 filés pequenos de pescada (100g cada)
1 abobrinha ralada
A parte branca de 1 alho-poró em rodelas finas
½ pimentão amarelo em tiras
4 bastões de palmito picados
1 colher (de chá) de óleo de canola
2 colheres (de sopa) de vinho branco
Sal e salsinha a gosto

Modo de preparo:

Corte 4 pedaços de papel-alumínio (20 x 30cm) e coloque-os sobre uma superfície lisa. Unte o papel-alumínio com um fio de azeite e disponha um filé em cada pedaço de papel-alumínio. Cubra com os legumes. Misture o restante dos ingredientes e regue. Feche bem (formando um *papillote*) e coloque em forno quente (200ºC) por cerca de 20 minutos. Sirva no *papillote*.

Rendimento:

4 porções

Calorias por porção:

166 (46 pontos)

PEIXE DIFERENTE

Ingredientes:

½ xícara de suco de limão
2 colheres (de sopa) de molho de soja light
1 dente de alho amassado
Sal a gosto
4 postas pequenas de cação (100g cada)
½ xícara de aspargos fatiados
1 colher (de sopa) de azeite
½ pimentão amarelo fatiado
1 abobrinha média fatiada

Modo de preparo:

Misture o suco de limão, o molho de soja, o alho e o sal e regue as postas de peixe. Deixe ficar nesse tempero por 20 minutos. Corte os aspargos em fatias e refogue em uma panela com o azeite. Adicione o pimentão e a abobrinha. Coloque o peixe temperado por cima, tampe e deixe cozinhar por cerca de 10 minutos. Sirva em seguida.

Rendimento:

4 porções

Calorias por porção:

180 (50 pontos)

PIMENTÃO RECHEADO

Ingredientes:

4 pimentões

400g de patinho moído

4 colheres (de sopa) de cebola picada

Suco de 1 limão

2 colheres (de sopa) de molho de tomate

2 tomates picados

1 colher (de café) de canela

1 colher (de sopa) de hortelã picada

Modo de preparo:

Retire a tampa dos pimentões, tire as sementes, lave e reserve. Em uma panela, doure a carne moída na cebola. Acrescente os tomates e refogue. Junte o molho de tomate, o suco de limão e a canela. Misture bem e refogue. Desligue o fogo. Polvilhe a hortelã. Recheie os pimentões. Coloque em uma assadeira e cubra com papel alumínio. Leve ao forno por 10 minutos, tire o papel alumínio e doure por mais 10 minutos.

Rendimento:

4 porções

Calorias por porção:

211 (58 pontos)

RISOTO À PIEMONTESA

Ingredientes:

300g de champignon em conserva picado
1 colher (de sopa) de cebola ralada
Suco de 1 limão
2 xícaras de arroz cozido
2 colheres (de sopa) de salsa picada
4 colheres (de sopa) de queijo parmesão ralado

Modo de preparo:

Em uma panela, coloque a água do champignon, a cebola e o suco de limão. Deixe ferver. Acrescente o champignon, a salsa e o arroz e misture bem. Polvilhe com o queijo parmesão. Leve ao forno pré-aquecido por 5 minutos. Sirva em seguida.

Rendimento:

4 porções

Calorias por porção:

144 (40 pontos)

SALADA COLORIDA COM MOLHO DE IOGURTE

Ingredientes:

Salada:

½ pé de acelga pequeno

½ pé de alface pequeno

1 cenoura grande ralada

1 tomate picado

Molho:

1 xícara de iogurte natural desnatado

2 colheres (de sopa) de vinagre de maçã

Sal a gosto

Modo de preparo:

Salada:

Corte a acelga e a alface em tiras. Misture a cenoura ralada. Adicione o tomate.

Molho:

Coloque em uma tigela pequena o iogurte, o vinagre e o sal. Misture bem e regue a salada com esse molho.

Rendimento:

4 porções

Calorias por porção:

68 (20 pontos)

SALADA DE CENOURA COM RICOTA

Ingredientes:

2 cenouras raladas

2 colheres (de sopa) de uva-passa

2 xícaras de água quente

100g de ricota amassada

½ xícara de iogurte desnatado

1 envelope de adoçante

Modo de preparo:

Em uma saladeira, misture as cenouras e a uva-passa. À parte, misture o iogurte, a ricota e o adoçante. Acrescente à salada.

Rendimento:

6 porções

Calorias por porção:

86 (24 pontos)

SALADA DE CHAMPIGNON

Ingredientes:

1 vidro de champignons (100g)

4 tomates sem pele cortados em quatro partes

1 colher (de chá) de orégano

1 maço de agrião limpo dividido em ramos

Molho:

100ml de suco de laranja

2 colheres (de sopa) de suco de limão

1 colher (de chá) de vinagre de cidra

1 colher (de chá) de açúcar

Modo de preparo:

Misture o agrião, o champignon e o tomate em uma saladeira. Salpique com orégano.

Molho:

Coloque todos os ingredientes do molho em um vidro, tampe e agite bem. Regue a salada com o molho.

Rendimento:

4 porções

Calorias por porção:

50 (14 pontos)

SALADA DE GRÃO-DE-BICO COM PEITO DE PERU

Ingredientes:

1 xícara de alface
1 xícara de rúcula
1 xícara de folhas de mostarda
1 xícara rasa de palmito
200g de cenoura ralada
1 xícara rasa de tomates-cereja
1 xícara rasa de grão-de-bico cozido
200g de queijo fresco picado
100g de peito de peru defumado picado
150g de queijo cottage

Molho:

1 colher (de chá) de salsa picada
1 colher (de chá) de cebolinha verde picada
1 colher (de sopa) de manjerona picada
1 colher rasa de alcaparras picadas
4 colheres (de sopa) de água
1 colher (de chá) de mostarda
Sal a gosto

Modo de preparo:

Bata o queijo fresco com o queijo cottage em um processador até ficar uma pasta de queijo. Tempere com sal. Com as

mãos untadas com azeite, faça bolinhas e passe pelo peito de peru defumado. Reserve. Arrume as folhas de alface, rúcula e a mostarda em uma saladeira. Arrume o palmito, a cenoura, o tomate e o grão-de-bico por cima e distribua as bolinhas de pasta de queijo. Misture os ingredientes do molho e sirva com a salada.

Rendimento:

4 porções

Calorias por porção:

190 (50 pontos)

SALADA MISTA

Ingredientes:

1 couve-flor pequena
150g de vagem
1 abobrinha grande fatiada
1 tomate picado
1 xícara (de chá) de champignon picado
¼ de xícara (de chá) de vinagre de maçã
1 colher (de sopa) de água
1 colher (de sobremesa) de azeite
1 dente de alho amassado
Cheiro-verde picado a gosto

Modo de preparo:

Cozinhe a couve-flor, a abobrinha e a vagem em água e sal. Disponha os legumes, o tomate e o champignon em uma saladeira. À parte, misture os demais ingredientes e regue a salada somente na hora de servir.

Rendimento:

4 porções

Calorias por porção:

129 (36 pontos)

SALMÃO COM ALHO-PORÓ

Ingredientes:

4 postas pequenas de salmão (100g cada)
2 colheres (de chá) de mostarda
Salsinha a gosto
½ xícara de suco de laranja
A parte branca de 1 alho-poró fatiada
1 colher (de chá) de óleo de canola
Sal a gosto

Modo de preparo:

Tempere o salmão com o sal, a mostarda e salsinha. Reserve. Misture o alho-poró com o suco de laranja e leve ao fogo para cozinhar. Quando iniciar fervura, retire o alho-poró do suco. Aqueça uma frigideira com o óleo e refogue o alho-poró. Reserve. Nessa mesma frigideira, coloque o salmão e doure dos dois lados, regando com o suco de laranja reservado.

Rendimento:

4 porções

Calorias por porção:

152 (42 pontos)

SUFLÊ DE BRÓCOLIS

Ingredientes:

1 cebola pequena ralada
1 dente de alho amassado
2 colheres (de sopa) de óleo de canola
1 pé pequeno de brócolis cozido e picado
2 tomates picados
200g de queijo cottage
4 claras em neve
2 gemas
Sal a gosto

Modo de preparo:

Bata as claras em neve e reserve. Refogue o alho e a cebola no óleo. Acrescente o brócolis e o tomate e reserve. Misture o cottage com as gemas, adicione as claras em neve e incorpore tudo ao refogado. Acrescente o sal e coloque em uma travessa. Leve ao forno médio por aproximadamente 30 minutos ou até que esteja dourado.

Rendimento:

6 porções

Calorias por porção:

110 (30 pontos)

SUFLÊ DE COUVE-FLOR

Ingredientes:

2 colheres (de sopa) de margarina light

2 colheres (de sopa) de farinha de trigo

2 xícaras de leite desnatado

2 xícaras de couve-flor cozida

2 colheres (de sopa) de queijo parmesão light ralado

3 claras em neve

1 gema

Sal e pimenta a gosto

Modo de preparo:

Coloque em uma panela a margarina e a farinha, leve ao fogo e mexa por alguns minutos. Acrescente o leite aos poucos, até obter um creme homogêneo. Retire do fogo e junte a couve-flor, o parmesão e a gema. Adicione o sal e a pimenta. Incorpore as claras aos poucos. Coloque em uma assadeira própria para suflê untada. Leve ao forno pré-aquecido por 15 minutos aproximadamente. Sirva em seguida.

Rendimento:

6 porções

Calorias por porção:

100 (28 pontos)

Capítulo 9

TABELAS DE PONTOS

Vegetais I (à vontade)

ACELGA
AGRIÃO
AIPO
ALFACE
ALHO-PORÓ
ALGA MARINHA
ALMEIRÃO
ASPARGO
CHICÓRIA
COUVE
COUVE-DE-BRUXELAS
ERVA-DOCE
ESCAROLA
ESPINAFRE
ENDÍVIA
FOLHA DE BETERRABA
JILÓ
MAXIXE
MOSTARDA
NABO
PEPINO
RABANETE
RADICCHIO
REPOLHO
RÚCULA
SALSÃO
TAIOBA
TOMATE

Vegetais II (2 colheres de sopa cheias = 10 pontos)

ABÓBORA
ABOBRINHA
ALCACHOFRA
BERINJELA
BETERRABA
BRÓCOLIS
BROTO DE BAMBU
BROTO DE FEIJÃO
CEBOLA
CENOURA
CHUCHU
COGUMELO
COUVE-FLOR
ERVILHA-TORTA
PALMITO
PIMENTÃO
QUIABO
SHIMEJI
SHITAKE
VAGEM

Carnes e ovos (1 porção = 45 pontos)

Almôndega cozida (bovina)	2 unidades
Almôndega cozida (frango/peru)	3 unidades
Bolo de carne	1 pedaço médio (100g)
Carne assada	2 fatias finas (100g)
Cabrito/Cordeiro	1 pires de café (60g)
Carne moída/Picadinho preparados	3 colheres de sopa
Carne-seca preparada	2 colheres de sopa
Carne de soja preparada	1 porção (150g)
Carne de vaca crua	1 filé (100g)
Coelho assado	1 pedaço (80g)
Estrogonofe	3 colheres de sopa
Fígado cru	1 bife (80g)
Frango sem pele, cru (carne branca)	1 filé (100g)
Frango sem pele, cru (partes)	2 pedaços (100g)
Frango-sobrecoxa sem pele, cru	1 pedaço (100g)
Hambúrguer (bovino)	1 ½ unidade (80g)
Hambúrguer (frango/peru)	1 ½ unidade (80g)
Língua	2 fatias (75g)
Lingüiça	1 unidade (50g)
Miúdos	1 pires de chá (100g)

Carnes e ovos (1 porção = 45 pontos) (continuação)

Nuggets assados	4 unidades pequenas
Ovo (clara)*	10 unidades (200g)
Ovo (gema)*	3 unidades (45g)
Ovo de codorna	9 unidades (100g)
Ovo inteiro*	2 unidades (90g)
Pato assado	1 pires de café (80g)
Peru assado (carne branca)	3 fatias (90g)
Peru assado (coxa)	1 pedaço (100g)
Porco assado (lombo)	2 fatias finas (90)
Porco assado (pernil)	1 fatia fina (40g)
Porco assado (bisteca)	1 unidade pequena (50g)
Porco assado (tender)	3 fatias finas (100g)
Salsicha (chester/frango /peru)	3 unidades
Salsicha (suína)	1 ½ unidade

*Fritura: pontos x 3

Peixes e frutos do mar (1 porção = 40 pontos)

Arenque defumado	1 porção (50g)
Atum em óleo drenado	3 colheres de sopa
Atum na salmoura drenado	4 colheres de sopa
Bacalhau	1 pires de chá
Bacalhau, atum e salmão (frescos)	1 filé pequeno (100g)
Camarão	1 pires de chá raso
Cação	1 posta pequena (100g)
Carne de siri	1 pires de café (145g)
Dourado/pintado	1 filé grande (200 g)
Haddock	1 unidade pequena (100g)
Kani kama	10 unidades
Lagosta	1 unidade média (150g)
Lagostin	8 unidades
Lula/polvo	1 pires de chá
Marisco com casca	1 pires de chá
Merluza	1 filé (100g)
Namorado	1 filé médio (150g)
Ostras	10 unidades
Pescada branca/badejo/linguado	1 filé grande (200g)
Salmão defumado	3 fatias
Sardinha fresca	3 unidades
Sardinha em óleo	2 unidades
Sardinha com tomate	3 unidades
Truta	1 unidade (100g)
Vieiras	1 pires de chá

Cereais, leguminosas e tubérculos
(1 porção = 20 pontos)

ALL-BRAN	3 colheres de sopa
ARROZ	2 colheres de sopa
ARROZ À GREGA	2 colheres de sopa
ARROZ INTEGRAL	2 colheres de sopa
AVEIA	1 colher de sopa
BATATA	1 unidade pequena
BATATA-DOCE	½ unidade pequena
CORN FLAKES	4 colheres de sopa
ERVILHA	4 colheres de sopa
FAVA	2 colheres de sopa
FEIJÃO	4 colheres de sopa
GERGELIM	2 colheres de chá
GERME DE TRIGO	1 colher de sopa
GRANOLA/MUSLI	1 colher de sopa
GRÃO-DE-BICO	2 colheres de sopa
LENTILHA	4 colheres de sopa
MANDIOCA	1 pedaço
MANDIOQUINHA	1 unidade pequena
MILHO	3 colheres de sopa
SOJA	2 colheres de sopa
SUCRILHOS	4 colheres de sopa
TRIGO	1 colher de sopa cheia

Massas e farináceos

Canelone	1 unidade =	**30 pontos**
Capelete	1 xícara de chá =	**50 pontos**
Crepe sem molho	1 unidade =	**60 pontos**
Farelo de aveia	1 colher de sopa cheia =	**20 pontos**
Farelo de trigo	1 colher de sopa =	**10 pontos**
Farinha de mandioca/trigo	1 colher de sopa =	**20 pontos**
Fubá	1 colher de sopa =	**20 pontos**
Lasanha	2 colheres de sopa =	**40 pontos**
Macarrão cozido	1 xícara de chá =	**30 pontos**
Maizena	1 colher de sopa =	**20 pontos**
Miojo	1 unidade =	**100 pontos**
Nhoque	3 colheres de sopa =	**40 pontos**
Panqueca sem molho	1 unidade =	**60 pontos**
Ravioli	1 xícara de chá =	**50 pontos**
Rondelli	1 unidade =	**40 pontos**

Preparações

CAMARÃO COM CATUPIRY	1 colher de sopa =	**20 pontos**
CARPACCIO COM MOLHO E PARMESÃO	1 prato grande =	**120 pontos**
CREME DE ESPINAFRE	1 colher de sopa =	**10 pontos**
CREME DE MILHO	1 colher de sopa =	**20 pontos**
CUSCUZ À PAULISTA	1 fatia =	**40 pontos**
CUSCUZ MARROQUINO	1 colher de sopa =	**15 pontos**
FAROFA	1 colher de sopa =	**20 pontos**
POLENTA ASSADA	1 colher de sopa =	**20 pontos**
PURÊ DE BATATA	1 colher de sopa =	**20 pontos**
QUICHE	1 unidade pequena =	**80 pontos**
RISOTO	1 colher de sopa =	**20 pontos**
SALADA DE MAIONESE	1 colher de sopa =	**20 pontos**
SALPICÃO DE FRANGO	1 colher de sopa =	**20 pontos**
SUFLÊS	1 colher de sopa =	**20 pontos**
TORTA SALGADA	1 pedaço pequeno (100g) =	**60 pontos**

Frutas I (1 porção = 10 pontos)

Abacate	1 colher de sopa
Abacaxi	1 fatia fina
Ameixa amarela	3 unidades
Ameixa vermelha	2 unidades
Acerola	5 unidades
Amora	1 pires de chá
Banana-maçã	½ unidade
Banana-ouro	2 unidades
Banana-prata	½ unidade
Banana seca	1 unidade
Blueberry	3 colheres de sopa
Caju	2 unidades
Carambola	3 unidades
Cereja	6 unidades
Figo	1 unidade
Framboesa	2 colheres de sopa
Grapefruit	½ unidade
Jabuticaba	1 pires de chá
Jaca	4 bagos
Kiwi	1 unidade
Laranja	1 unidade
Lichia	4 unidades
Maçã seca	½ xícara de chá
Mamão	1 fatia
Mamão formosa	1 fatia média
Manga	¼ unidade

Frutas I (1 porção = 10 pontos) (continuação)

Maracujá	1 unidade
Melão	1 fatia
Nectarina	2 unidades
Nêspera	2 unidades
Pêssego	1 unidade
Pitanga	3 colheres de sopa
Uvas	12 unidades
Uva-passa	1 colher de sopa

Frutas II (1 porção = 15 pontos)

Abricó	3 unidades
Ameixa seca	5 unidades
Banana-nanica	½ unidade
Caqui	½ unidade
Damasco seco	5 unidades
Figo seco	3 unidades
Fruta-do-conde/Atemóia	½ unidade
Goiaba	1 unidade
Lima-da-pérsia	2 unidades
Maçã	1 unidade
Mangostin	1 unidade
Melancia	1 fatia
Morango	8 unidades
Papaia	½ unidade
Pêra	1 unidade
Pêra seca	5 unidades
Salada de frutas	3 colheres de sopa
Tangerina (mexerica)	1 unidade
Tâmara	3 unidades

Óleos e gorduras (1 porção = 20 pontos)

Azeite	1 colher de sopa
Bacon	1 fatia fina
Manteiga/margarina	1 colher de chá
Óleos vegetais	1 colher de sopa

Leites e iogurtes

Creme de leite	1 colher de chá	=	**10 pontos**
Danete	1 unidade	=	**60 pontos**
Danone	1 unidade (120g)	=	**35 pontos**
Danoninho míni	1 unidade	=	**17 pontos**
Danoninho máxi	1 unidade	=	**25 pontos**
Iogurte desnatado	1 copo/200ml	=	**25 pontos**
Iogurte com mel	1 unidade/220ml	=	**60 pontos**
Iogurte natural	1 copo/200ml	=	**40 pontos**
Leite de coco	1 colher de sopa	=	**15 pontos**
Leite desnatado	1 copo/200ml	=	**20 pontos**
Leite semidesnatado	1 copo/200ml	=	**25 pontos**
Leite de soja integral	1 copo/200ml	=	**40 pontos**
Leite integral	1 copo/200ml	=	**35 pontos**
Mix Vigor	1 unidade	=	**56 pontos**
Todinho	1 unidade	=	**55 pontos**
Yakult	1 unidade	=	**15 pontos**

Pães e bolachas

Biscoito inglês	1 unidade =	15 pontos
Bisnaguinha	1 unidade =	20 pontos
Bolacha Cream Craker	1 unidade =	8 pontos
Bolacha com gergelim	1 unidade =	12 pontos
Bolacha doce	1 unidade =	8 pontos
Bolacha recheada	1 unidade =	18 pontos
Brioche	1 unidade =	50 pontos
Broa de milho	1 unidade =	40 pontos
Club Social integral	1 pacotinho =	35 pontos
Cookies	1 unidade =	15 pontos
Croissant sem recheio	1 unidade pequena =	40 pontos
Egg Sponge	1 unidade =	30 pontos
Pão de batata sem recheio	1 unidade =	40 pontos
Pão de centeio/integral/glúten	1 fatia =	20 pontos
Pão doce	1 unidade =	50 pontos
Pão de fôrma	1 fatia =	20 pontos
Pão francês/ciabata	1 unidade =	40 pontos
Pão de hambúrguer/Hot-dog	1 unidade =	40 pontos
Pão italiano	1 fatia =	40 pontos
Pão de queijo (padaria)	1 unidade =	40 pontos
Pão sírio (Pitta)	1 unidade pequena =	30 pontos
Pão sírio com gergelim	1 míni =	20 pontos
Pão sueco	1 fatia =	20 pontos
Torrada	1 unidade =	10 pontos
Torrada redonda c/gergelim	1 unidade =	31 pontos

Queijos e frios

Alouette	2 colheres de sobremesa =	**25 pontos**
Blanquet (peru)	1 fatia fina =	**5 pontos**
Camembert/Brie	1 fatia fina =	**25 pontos**
Catupiry	1 colher de sopa =	**20 pontos**
Chester Lunch	1 fatia fina =	**5 pontos**
Cottage	2 colheres de sopa =	**10 pontos**
Cream cheese	1 colher de sopa =	**15 pontos**
Fondue de queijo	1 colher de sopa =	**25 pontos**
Gorgonzola	1 fatia pequena =	**20 pontos**
Gruyére	1 fatia pequena =	**20 pontos**
Lombo defumado	1 fatia fina =	**5 pontos**
Mortadela (frango)	1 fatia fina =	**10 pontos**
Mortadela (suína)	1 fatia fina =	**15 pontos**
Mussarela	1 fatia fina =	**20 pontos**
Mussarela de búfala média	1 unidade =	**40 pontos**
Mussarela de búfala pequena	1 unidade =	**10 pontos**
Parmesão	2 colheres de chá =	**10 pontos**
Pastrame	1 fatia pequena =	**5 pontos**
Peito de frango defumado	1 fatia fina =	**5 pontos**
Peito de peru defumado	1 fatia fina =	**10 pontos**
Polenguinho	1 unidade =	**20 pontos**
Presunto cru	1 fatia fina =	**10 pontos**
Presunto (peru)	1 fatia fina =	**5 pontos**
Presunto magro (suíno)	1 fatia fina =	**10 pontos**

Queijos e frios (continuação)

Provolone	1 fatia fina =	25 pontos
Queijo branco	1 fatia fina =	15 pontos
Queijo de cabra	1 bolinha =	20 pontos
Queijo mineiro	1 fatia fina =	25 pontos
Queijo prato	1 fatia fina =	20 pontos
Queijo de soja (Tofu)	1 fatia grande =	25 pontos
Queijo suíço	1 fatia pequena =	25 pontos
Requeijão	1 colher de sopa =	20 pontos
Ricota	1 fatia grande =	25 pontos
Roquefort	1 fatia pequena =	25 pontos
Rosbife	1 fatia pequena =	5 pontos
Salame	1 fatia fina =	5 pontos
Salsichão	1 fatia fina =	5 pontos

Bebidas

Água de coco	1 copo/200ml =	**10 pontos**
Batidas	1 copo/150ml =	**75 pontos**
Bebida energética	1 lata =	**34 pontos**
Blood Mary	1 copo pequeno/ 100ml =	**34 pontos**
Caldo de cana	1 copo/200ml =	**30 pontos**
Capuccino	1 colher de sopa =	**20 pontos**
Cerveja	1 lata/350ml =	**40 pontos**
Chá industrializado	1 unidade/200ml =	**20 pontos**
Chopp	1 copo tulipa/ 300ml =	**35 pontos**
Coquetel de frutas	1 copo/100ml =	**22 pontos**
Gatorade	1 garrafa/500ml =	**35 pontos**
Gim/pinga	1 dose/40ml =	**30 pontos**
Groselha	1 copo/200ml =	**24 pontos**
Kir	1 taça/120ml =	**50 pontos**
Licor	1 copo pequeno/ 80ml =	**76 pontos**
Martíni	1 taça/120ml =	**30 pontos**
Refrigerante	1 copo/200ml =	**23 pontos**
Sakê	1 copo/100ml =	**40 pontos**
Smirnoff Ice	1 garrafinha =	**50 pontos**

Bebidas (continuação)

Suco Ades	1 copo/250ml =	**31 pontos**
Suco de garrafa/polpa	1 copo/200ml =	**10 pontos**
Suco pronto	1 copo/200ml =	**35 pontos**
Suco natural	número de frutas utilizadas	
Vermute	1 taça/120ml =	**30 pontos**
Vinho/champanhe	1 taça/120ml =	**30 pontos**
Vinho do Porto	1 copo pequeno/ 60ml =	**56 pontos**
Vodca	1 dose/40ml =	**30 pontos**
Uísque	1 dose/40ml =	**30 pontos**

Doces I

Açaí com granola	200g =	**140 pontos**
Açúcar refinado/cristal/ confeiteiro	1 colher de sopa =	**17 pontos**
Açúcar mascavo	1 colher de sopa =	**15 pontos**
Bala	1 unidade =	**6 pontos**
Bananinha com açúcar	1 unidade =	**30 pontos**
Cereja em calda	1 colher de sobremesa =	**11 pontos**
Chicletes	1 unidade =	**6 pontos**
Creme de abacate	1 colher de sopa =	**13 pontos**
Doce de fruta em pasta	1 colher de sopa =	**20 pontos**
Frutas em calda	1 porção =	**30 pontos**
Gelatina	1 colher de sopa =	**7 pontos**
Geléia	1 colher de sopa =	**14 pontos**
Geléia de mocotó	1 colher de sopa =	**7 pontos**
Goiabada/Bananada	1 fatia fina =	**20 pontos**
Marrom-glacê	1 colher de sopa =	**14 pontos**
Mel	1 colher de sopa =	**13 pontos**
Sagu	1 colher de sopa =	**10 pontos**
Sorvetes de frutas sem leite	1 picolé =	**19 pontos**
Suspiro	1 unidade =	**11 pontos**

Doces II

Achocolatado	1 colher de sobremesa =	**15 pontos**
Ambrosia	1 colher de sopa =	**30 pontos**
Arroz-doce	1 colher de sopa =	**10 pontos**
Bem-casado	1 unidade =	**40 pontos**
Biju	1 unidade =	**5 pontos**
Bis	1 unidade =	**11 pontos**
Bolo comum	1 fatia fina =	**60 pontos**
Bolinho (Ana Maria)	1 unidade =	**53 pontos**
Bomba	1 unidade =	**45 pontos**
Bombom	1 unidade (30g) =	**50 pontos**
Brigadeiro	1 unidade pequena =	**14 pontos**
Brownie	1 unidade pequena =	**70 pontos**
Camafeu/doces caramelados	1 unidade =	**25 pontos**
Canjica	1 colher de sopa =	**10 pontos**
Casquinha de sorvete	1 unidade =	**5 pontos**
Chantili	1 colher de sopa =	**20 pontos**
Chocolate	100 g =	**170 pontos**
Chocotone	1 fatia (80g) =	**102 pontos**
Churros com doce de leite	1 unidade =	**107 pontos**
Coberturas	1 colher de sopa =	**20 pontos**
Cocada	1 unidade (100g) =	**100 pontos**
Creme de papaia	1 xícara de chá =	**80 pontos**
Doce de leite	1 colher de sopa =	**20 pontos**
Doces sírios	1 unidade =	**75 pontos**

Doces II (continuação)

Farofa doce	1 colher de sopa =	**15 pontos**
Fios de ovos	1 colher de sopa =	**40 pontos**
Frozen Yogurt	1 unidade (100g) =	**44 pontos**
Ioio mix	1 porção =	**108 pontos**
Kaak (doce sírio)	1 unidade =	**20 pontos**
Leite condensado	1 colher de sopa =	**18 pontos**
Manjar	2 colheres de sopa =	**45 pontos**
Maria-mole	1 unidade (30g) =	**25 pontos**
Marshmellow (pedaço)	1 unidade =	**6 pontos**
Marzipã	1 unidade pequena (30g) =	**30 pontos**
Merengue	1 unidade =	**60 pontos**
M&M amendoim	1 pacotinho (30g) =	**41 pontos**
M&M chocolate	1 pacotinho (30g) =	**37 pontos**
Mousse chocolate	1 colher de sopa =	**20 pontos**
Mousse maracujá	1 colher de sopa =	**10 pontos**
Nutella	1 colher de sopa =	**40 pontos**
Pão-de-mel	1 unidade pequena (20g) =	**30 pontos**
Paçoca	1 unidade (30g) =	**35 pontos**
Pamonha	1 unidade (100g) =	**45 pontos**
Panetone	1 fatia (80g) =	**80 pontos**
Papo-de-anjo	1 unidade =	**42 pontos**
Pavê	1 colher de sopa =	**20 pontos**
Pé-de-moleque	1 unidade (30g) =	**36 pontos**
Petit gateau	1 unidade =	**55 pontos**

Doces II (continuação)

Pudim	2 colheres de sopa =	**55 pontos**
Queijadinha	1 unidade =	**50 pontos**
Quindim	1 unidade pequena (50g) =	**60 pontos**
Sonho	1 unidade =	**140 pontos**
Sorvete com leite	1 bola ou 1 picolé =	**55 pontos**
Tapioca sem recheio	1 porção =	**40 pontos**
Tapioca com recheio	1 porção =	**120 pontos**
Tortas doces	1 fatia (145g) =	**110 pontos**

Sopas

Caldinho de feijão	1 copo/200ml =	**6 pontos**
Caldo de carne/galinha (magros)	1 concha =	**17 pontos**
Caldo verde	1 concha =	**21 pontos**
Canja	1 concha =	**30 pontos**
Creme de cebola	1 concha =	**50 pontos**
Creme de ervilha	1 concha =	**50 pontos**
Creme de legumes (batido)	2 conchas =	**50 pontos**
Sopa de feijão com macarrão	1 concha =	**50 pontos**
Sopa de vegetais I e II (5 pedaços)	2 conchas =	**24 pontos**

Molhos

Catchup	1 colher de sopa =	**6 pontos**
Maionese	1 colher de sopa =	**35 pontos**
Mango chutney	1 colher de sopa =	**20 pontos**
Molho à bolonhesa	1 colher de sopa =	**12 pontos**
Molho branco	1 colher de sopa =	**20 pontos**
Molho de gergelim	1 colher de sopa =	**25 pontos**
Molho inglês	1 colher de sopa =	**2 pontos**
Molho de mostarda	1 colher de sopa =	**24 pontos**
Molho roquefort	1 colher de sopa =	**30 pontos**
Molho rosê	1 colher de sopa =	**26 pontos**
Molho tártaro	1 colher de sopa =	**30 pontos**
Molho de tomate	à vontade	
Molho de iogurte	1 colher de sopa =	**8 pontos**
Mostarda	à vontade	
Molho vinagrete	à vontade	
Molho madeira	1 colher de sopa =	**5 pontos**
Molho pesto	1 colher de sopa =	**20 pontos**

Guloseimas

Amêndoas	1 unidade =	2 pontos
Amendoim	1 colher de sopa =	25 pontos
Avelã	1 unidade =	2 pontos
Azeitona	1 unidade =	2 pontos
Barra de cereais	número de calorias*	
Batata chips	80 g =	118 pontos
Batata palha	1 colher de sopa =	20 pontos
Batata Pringle's	1 unidade =	5 pontos
Biscoito de polvilho	1 pacote (50g) =	60 pontos
Canapé sem maionese	1 unidade pequena =	10 pontos
Canapé com maionese	1 unidade pequena =	20 pontos
Castanha-de-caju	1 colher de sopa =	35 pontos
Castanha-do-pará	1 unidade =	10 pontos
Castanha portuguesa/ pinhão	1 unidade =	6 pontos
Caviar	1 colher de sopa =	20 pontos
Coco ralado	1 colher de sopa =	20 pontos
Fibrax natural	1 pacotinho (50g) =	56 pontos
Fibrax mel/salgado	1 pacotinho (30g) =	34 pontos
Noz	1 unidade =	10 pontos
Ovinhos de amendoim	1 pacote (200g) =	250 pontos
Patê de berinjela	1 colher de chá =	10 pontos
Patê de galinha	1 colher de chá =	15 pontos
Pipoca estourada	½ saco grande (50g) =	55 pontos

*É necessário fazer o cálculo: número de calorias ÷ 3,6 = número de pontos.

Guloseimas (continuação)

Pistache	1 unidade =	**3 pontos**
Salgadinhos assados	1 unidade pequena =	**20 pontos**
Salgadinhos fritos	1 unidade pequena =	**30 pontos**
Salgadinhos empanados	1 unidade pequena =	**40 pontos**
Salgadinhos de pacote (média)	1 pacote =	**140 pontos**
Semente de linhaça/ abóbora	1 colher de sobremesa =	**20 pontos**
Tomate seco	1 unidade =	**10 pontos**
Tremoço	1 colher de sopa =	**15 pontos**

Produtos diet e light

Achocolatado light	1 colher de sobremesa =	**14 pontos**
Açúcar light	1 colher de chá =	**3 pontos**
Bala diet	1 unidade =	**2 pontos**
Bolo light	1 fatia fina =	**40 pontos**
Cacau em pó sem açúcar	1 colher de sobremesa =	**14 pontos**
Capuccino light	1 colher de sopa =	**17 pontos**
Cereal matinal light	1 colher de sopa =	**15 pontos**
Cerveja light	1 lata =	**27 pontos**
Chiclete diet	1 unidade =	**2 pontos**
Chantineve light	1 caixa pronta (30g) =	**40 pontos**
Cream cheese light	1 colher de sopa =	**10 pontos**
Creme de leite light	1 colher de sopa =	**12 pontos**
Doce de leite diet	1 colher de sopa =	**10 pontos**
Gelatina diet	à vontade	
Geléia diet	1 colher de sopa =	**5 pontos**
Groselha diet	2 colheres de sopa =	**5 pontos**
Iogurte diet ou light	1 unidade =	**14 pontos**
Leite condensado desnatado	1 colher de sopa =	**15 pontos**
Leite soja light	1 copo/200ml =	**17 pontos**
Maionese light	1 colher de sopa =	**18 pontos**
Margarina light	1 colher de chá =	**15 pontos**
Molho branco light	1 colher de sopa =	**10 pontos**
Miojo light	1 porção =	**75 pontos**

Produtos diet e light (continuação)

Mussarela light	1 fatia fina	=	**10 pontos**
Pão diet ou light	1 fatia	=	**15 pontos**
Pão diet ou light sem casca	1 fatia	=	**10 pontos**
Panetone light	1 fatia (80g)	=	**60 pontos**
Pipoca light	½ saco grande (50g)	=	**50 pontos**
Polenguinho light	1 unidade	=	**10 pontos**
Pudim diet	1 porção	=	**20 pontos**
Queijo branco light	1 fatia grande	=	**15 pontos**
Queijo prato light	1 fatia fina	=	**10 pontos**
Refrigerante diet/light	à vontade		
Requeijão light	1 colher de sopa	=	**10 pontos**
Shakes diet com água	1 porção	=	**32 pontos**
Shakes diet com leite desnatado	1 porção	=	**56 pontos**
Sorvete diet ou light	3 colheres de sopa	=	**15 pontos**
Suco light	1 copo (200ml)	=	**5 pontos**

Preparações regionais

Acarajé	1 unidade =	**80 pontos**
Angu	1 colher de sopa =	**12 pontos**
Arroz-de-carreteiro	1 colher de sopa =	**17 pontos**
Arroz com pequi	1 colher de sopa =	**20 pontos**
Baião-de-dois	1 concha =	**90 pontos**
Bobó de camarão	3 colheres de sopa =	**40 pontos**
Caldeirada de frutos do mar	1 concha =	**25 pontos**
Caruru	1 colher de sopa =	**6 pontos**
Casquinha de siri	1 unidade =	**50 pontos**
Cuscuz baiano	1 fatia fina =	**20 pontos**
Dobradinha ensopada	1 concha =	**22 pontos**
Farofa de pinhão	1 colher de sopa =	**15 pontos**
Feijão tropeiro	2 colheres de sopa =	**28 pontos**
Feijoada	1 concha =	**96 pontos**
Fritada de caranguejo	1 concha =	**33 pontos**
Galinhada	1 concha =	**45 pontos**
Leitão pururuca	1 porção pequena =	**95 pontos**
Moqueca de peixe	1 concha =	**112 pontos**
Paçoca de carne-de-sol	1 colher de sopa =	**21 pontos**
Pirão de peixe	2 colheres de sopa =	**20 pontos**
Quibebe	2 colheres de sopa =	**10 pontos**
Rabada	1 porção =	**45 pontos**
Roupa-velha	1 porção =	**102 pontos**
Torresmo pururuca	1 colher de sopa =	**53 pontos**
Tutu de feijão	2 colheres de sopa =	**20 pontos**
Vatapá	1 colher de sopa =	**10 pontos**

Preparações judaicas

Arenque marinado	1 pires de café =	**101 pontos**
Biscoitinhos de cebola (Kichalech mit tzibale)	1 unidade =	**17 pontos**
Bolinhos de peixe (Guefilte Fish)	6 unidades =	**160 pontos**
Bolo de mel (Onek Leikach)	1 fatia =	**65 pontos**
Chalah	1 fatia fina =	**45 pontos**
Compota de Pessach	1 xícara de café =	**26 pontos**
Condimento para peixe (Chrein)	2 colheres de sopa =	**10 pontos**
Falafel	1 unidade =	**23 pontos**
Falso macarrão (Spaetzle)	3 colheres de sopa =	**74 pontos**
Maçã assada com nozes	1 unidade =	**64 pontos**
Massinha frita para sopa (Mondeleck)	2 colheres de sopa =	**80 pontos**
Matza	1 unidade =	**35 pontos**
Panquecas (Blintses)	1 unidade =	**87 pontos**
Pastéis cozidos (Varenikes)	1 unidade =	**80 pontos**
Pastéis de batata (Knishes)	1 unidade =	**90 pontos**
Pastéis de ricota (Bureka)	1 unidade =	**120 pontos**
Pepino agridoce	2 unidades =	**9 pontos**

Preparações judaicas (continuação)

REPOLHO ROXO COM MAÇÃ	4 colheres de sopa =	**47 pontos**
SALADA DE FÍGADO DE GALINHA	2 colheres de sopa =	**40 pontos**
SALADA DE OVOS (EIR MIT TZIBALE)	1 colher de sopa =	**35 pontos**
SOPA DE BETERRABA (BORSHT)	1 xícara de chá =	**60 pontos**
TCHOULENT SIMPLES (COZIDO)	2 colheres de sopa =	**50 pontos**
TORTA DE QUEIJO (KESE KEJEL)	1 fatia =	**100 pontos**
TRIGO SARRACENO (KASHE)	3 colheres de sopa =	**60 pontos**

Churrascaria

Alcatra	4 fatias finas	=	**56 pontos**
Contrafilé	4 fatias finas	=	**56 pontos**
Coração de galinha	5 unidades	=	**15 pontos**
Costela de boi	1 unidade	=	**75 pontos**
Costela de porco	3 unidades	=	**96 pontos**
Filé-mignon	4 fatias finas	=	**56 pontos**
Fraldinha	3 fatias finas	=	**30 pontos**
Frango com pele	1 pedaço	=	**45 pontos**
Javali	100g	=	**75 pontos**
Lingüiça	1 unidade (50g)	=	**45 pontos**
Maminha	3 fatias finas	=	**30 pontos**
Perna de carneiro	1 unidade (100g)	=	**66 pontos**
Picanha	5 fatias finas	=	**100 pontos**
T-Bone	100g	=	**106 pontos**

Restaurante japonês

Guioza frito	1 unidade	=	**60 pontos**
Guioza cozido	1 unidade	=	**30 pontos**
Hossomaki	1 unidade	=	**5 pontos**
Missoshiro	1 concha	=	**17 pontos**
Sushi	1 unidade	=	**15 pontos**
Sashimi	10 fatias	=	**20 pontos**
Temaki sem maionese	1 unidade	=	**40 pontos**
Yakissoba	1 xícara de chá	=	**60 pontos**

Restaurante árabe

Abobrinha recheada	1 unidade =	**40 pontos**
Arroz de frango	1 colher de sopa =	**20 pontos**
Arroz com lentilha	1 colher de sopa =	**10 pontos**
Arroz sírio	1 colher de sopa =	**10 pontos**
Babaganuche	1 colher de sopa =	**10 pontos**
Chanclislh	1 colher de sopa =	**25 pontos**
Charuto de uva	1 unidade pequena =	**7 pontos**
Charuto de repolho	1 unidade pequena =	**10 pontos**
Coalhada fresca	1 copo/200ml =	**40 pontos**
Coalhada seca	1 colher de sopa =	**15 pontos**
Esfiha	1 unidade =	**60 pontos**
Homus	1 colher de sopa =	**15 pontos**
Kafta	1 unidade =	**50 pontos**
Michui (frango/carne)	1 unidade =	**50 pontos**
Quibe assado	1 pedaço (60g) =	**50 pontos**
Quibe cru	2 colheres de sopa =	**50 pontos**
Quibe frito	1 unidade =	**90 pontos**
Salada almanara	1 porção =	**80 pontos**
Tabule sem azeite	2 colheres de sopa cheias =	**20 pontos**

Sanduíches

Americano	1 unidade =	**165 pontos**
Bauru	1 unidade =	**110 pontos**
Beirute sem maionese	1 unidade =	**150 pontos**
Cachorro-quente (pão com salsicha)	1 unidade =	**92 pontos**
Cheeseburger	1 unidade =	**120 pontos**
Cheese salada	1 unidade =	**160 pontos**
Misto quente	1 unidade =	**100 pontos**
Queijo quente	1 unidade =	**100 pontos**

Pizzas (1 fatia média)

Atum	**74 pontos**
Calabresa	**100 pontos**
Escarola	**74 pontos**
Frango com catupiry	**90 pontos**
Marguerita	**81 pontos**
Mussarela	**81 pontos**
Portuguesa	**100 pontos**
Quatro queijos	**120 pontos**

McDonald's

Big Mac	164 pontos
Cheddar Mc'Melt	155 pontos
Cheeseburger	85 pontos
Chicken Mc'Nuggets com 6 unidades	106 pontos
Hambúrguer	83 pontos
Mc Chicken	138 pontos
Mc Collosso	110 pontos
Mc Cookies	78 pontos
Mc Fish	125 pontos
Mc Fritas grande	110 pontos
Mc Fritas média	87 pontos
Mc Fritas pequena	62 pontos
Mc Fruit médio	96 pontos
Mc Fruit pequeno	50 pontos
Mc Salad chicken grill	74 pontos
Mc Salad green	11 pontos
Milk Shake médio	129 pontos
Milk Shake pequeno	81 pontos
Molho (McNuggets)	12 pontos
Molho Caesar	36 pontos
Molho vinagrete	5 pontos
Quarteirão com queijo	147 pontos
Sorvete de casquinha McDonald's	76 pontos
Sundae McDonald's	92 pontos
Torta McDonald's	67 pontos

Baked potato (Batata + recheio)

Batata com manteiga	1 unidade =	**155 pontos**
Batata sem manteiga	1 unidade =	**95 pontos**
Pão de batata	1 unidade =	**60 pontos**
Recheio camembert/bacon/ provolone		**35 pontos**
Recheio estrogonofe		**75 pontos**
Recheio frango/camarão/ brócolis		**35 pontos**
Recheio gorgonzola/ requeijão/cheddar		**60 pontos**

Restaurante chinês

Arroz frito	2 colheres de sopa =	**18 pontos**
Bifum	1 xícara de chá =	**63 pontos**
Camarão ao molho apimentado	2 colheres de sopa =	**21 pontos**
Carne ao molho curry	2 colheres de sopa =	**22 pontos**
Camarão empanado	1 unidade =	**42 pontos**
Carne chop suey	2 colheres de sopa =	**20 pontos**
Carne com brócolis	2 colheres de sopa =	**21 pontos**
Carne com cebola	2 colheres de sopa =	**22 pontos**
Carne com legumes	2 colheres de sopa =	**20 pontos**
Carne com moyashi	2 colheres de sopa =	**19 pontos**
Frango à passarinho	2 colheres de sopa =	**21 pontos**
Frango agridoce	2 colheres de sopa =	**21 pontos**

Restaurante chinês (continuação)

Frango ao molho de gengibre	2 colheres de sopa =	39 pontos
Frango ao molho curry	2 colheres de sopa =	19 pontos
Frango com legumes	2 colheres de sopa =	18 pontos
Frango empanado	2 colheres de sopa =	38 pontos
Frango xadrez	2 colheres de sopa =	24 pontos
Frutas carameladas	1 unidade =	30 pontos
Lombo agridoce	2 colheres de sopa =	21 pontos
Lombo empanado	2 colheres de sopa =	41 pontos
Lombo frito	2 colheres de sopa =	43 pontos
Peixe ao molho apimentado	2 colheres de sopa =	24 pontos
Peixe com legumes	2 colheres de sopa =	19 pontos
Peixe empanado	2 colheres de sopa =	33 pontos
Rolinho de queijo	1 unidade =	67 pontos
Rolinho primavera	1 unidade =	50 pontos
Yakimeshi	1 xícara de chá =	63 pontos
Yakisoba de carne/frango	1 xícara de chá =	60 pontos
Yakisoba vegetariano	1 xícara de chá =	39 pontos

Restaurante América

Batata frita	132 pontos
Burguer (200g)	137 pontos
Cheesecake romeu e julieta light	90 pontos
Fettucine à bolonhesa	152 pontos
Fettucine funghi	220 pontos

Restaurante América (continuação)

Fettucine de tomates frescos	114 pontos
Fettucine na manteiga	188 pontos
Fettucine paulista/três molhos	245 pontos
Filé de peixe Saint Pierre (180g)	50 pontos
Filé de truta (180g)	58 pontos
Filé peq. de peito de frango (120g)	75 pontos
Frozen yogurt (120 g)	57 pontos
Frozen yogurt (200g)	95 pontos
Frozen yogurt diet (120 g)	28 pontos
Frozen yogurt diet (150 g)	34 pontos
Frozen yogurt diet com calda de chocolate	70 pontos
Frozen yogurt diet com calda de goiaba	45 pontos
Milk-shake	180 pontos
Molho alcaparra (50ml)	13 pontos
Molho cesar (50ml)	52 pontos
Molho gengibre (50ml)	14 pontos
Molho mel com mostarda (50ml)	18 pontos
Molho vinagrete (50ml)	75 pontos
Onion rings	100 pontos
Paillard de filé-mignon (150g)	106 pontos
Paillard de frango (150g)	85 pontos
Peito de frango (230g)	110 pontos
Picanha (260g)	105 pontos

Restaurante América (continuação)

Relish milho/pepino (40g)	8 pontos
Salada carpaccio com molho	90 pontos
Salada carpaccio sem molho	77 pontos
Salada Cesar com frango grelhado com molho	194 pontos
Salada Cesar com frango grelhado sem molho	142 pontos
Salada Dakota com molho	141 pontos
Salada Dakota sem molho	66 pontos
Salada oriental com molho	78 pontos
Salada oriental sem molho	60 pontos
Salada Soho com molho	192 pontos
Salada Soho sem molho	147 pontos
Salada super-yuppie com molho	67 pontos
Salada super-yuppie sem molho	54 pontos
Salmão com manteiga temperada (150g)	141 pontos
Salmão sem manteiga temperada (150g)	88 pontos
Steak de filé-mignon (230g)	121 pontos
Vegetais grelhados	95 pontos

OBSERVAÇÕES

1. *As preparações devem ser grelhadas, assadas ou cozidas; se houver fritura simples (em imersão), os pontos deverão ser multiplicados por 3, ou, se houver fritura milanesa ou empanada, os pontos deverão ser multiplicados por 4.*
2. *O tempero das preparações deve ser computado ao fim de cada refeição, acrescendo 15 pontos, sem levar em conta o tempero das saladas, que deve ser computado à parte.*
3. *Temperos à vontade: aceto balsâmico, sal, suco de limão, alho, cheiro-verde, vinagre, pimenta, curry, estragão, raiz-forte, salsão, gengibre, louro, hortelã, mostarda em grão, canela, cominho, tomilho, alecrim, noz-moscada, alcaparras, shoyo.*
4. *Água, chá, café e limonada sem açúcar não valem pontos.*
5. *Adoçante dietético à vontade.*
6. *Utilizar o óleo de sua preferência: soja, milho, girassol, canola ou azeite.*
7. *Coma devagar e mastigue bem os alimentos.*
8. *Evite líquidos durante as refeições.*
9. *Anote diariamente os alimentos consumidos, suas quantidades e o número de pontos, para saber se o total foi ultrapassado e se será necessária a compensação no dia posterior.*
10. FAÇA EXERCÍCIOS – MEXA-SE.
11. *Conversão de medidas caseiras:*
    1 colher de sopa = 3 colheres de chá
    1 colher de arroz = 2 colheres de sopa
    1 escumadeira (média) = 5 colheres de sopa
    1 concha média = 5 colheres de sopa
    1 xícara de chá = 7 colheres de sopa

Este livro foi composto na tipologia Adobe Garamond,
em corpo 12/17 e impresso em chamois fine 80g/m²
no Sistema Cameron da Divisão Gráfica da Distribuidora Record.